症状論から学ぶ

メディカルスタッフのための
精神医学概論

大内田昭二 ●著

創造出版

はじめに

　夏目漱石の「草枕」の書き出しに、よくご存じの有名な文章があります。「山路を登りながらこう考えた。智に働けば角（カド）が立つ。情に棹させば流される。意地を通せば窮屈だ。とかくこの世は住みにくい」。精神医学的・心理学的にいうと、知（知能）・情（感情）・意（意欲）のいずれの側面からみても、対人関係は難しいということで、世の中は住みにくくなります。漱石は続けて、住みにくいと悟った時に、詩人や画家が現れて人の心を豊かにし、つかの間のくつろぎを与えてくれると書いています。

　しかし身体的・精神的に障害を持つ人々は、もっともっと住みにくいのです。障害者と日々関わりあうメディカルスタッフにとって、一体どうすれば障害者を「つかの間」でなく、障害から解放し、住みよくすることができるのでしょうか。それが問題です。個人的な関心からこの職種を選ばれた方であっても、障害者を住みよくさせ、その心を豊かにするためには、個人的な体験からの方法のみではなく、一般的な方法論が求められなければなりません。人間関係を考察し直すことも大事なことですし、精神医学の最小限度の知識も必要となります。そこで、とかく難解と考えられやすい精神医学の内容を、少しでもわかりやすく説明できればと本書をまとめてみました。

　その内容は下記の職種の方々を対象としています。看護師・保健師・臨床心理士・病院勤務薬剤師・臨床検査技師・診療放射線技師・理学療法士・作業療法士・管理栄養士・救急救命士・社会福祉士・精神保健福祉士・介護福祉士などです。

　メディカルスタッフが直接精神障害者の診断や治療に当たることはな

いにしても、精神医学用語に接して、その意味がわからないということがよく出てきます。また、障害者と面接する機会もありましょう。そうした時に本書が役に立ってくれればよいと思います。

　1879 年（明治九年）東京医学校（現在の東京大学医学部）に内科医ベルツ（Erwin von Baelz）が招聘され、日本ではじめて精神病学を講義されました。以来日本ではドイツ精神医学が主流でしたが、終戦後は英米医学が主流になり、現在ではアメリカ精神医学会による公式診断基準としてDSM-Ⅳ（diagnostic and statistical manual of mental disorders）がよく使われます。また世界保健機関（WHO）では、世界各国の診断基準とするように ICD（international classification of diseases）を 1992 年に作り、現在日本の保険診療や福祉関係などの公の書類では、ICD-10 による診断基準が求められています。これらは操作的診断を取り入れていますが、それは、疾患ごとに診断基準として記載された症状の複数項目から、患者の症状の何項目以上が該当するかで診断するという方式を用いています。

　従来の診断学では国別や医師による診断の不一致が多いので、臨床研究や患者統計に不便であることから改良がはじまり、操作的診断が普及するようになりました。しかし診断の不一致はいまだ多く、構造化面接法が開発されたりしましたが至りません。

　最近「うつ病」と診断され、抗うつ薬を処方されて治らない患者さんが多いのに気づきます。何の動機もなく、遺伝以外に原因がわからないのに反復して起こってくるうつ状態または躁状態を、内因性（原因不明）の「うつ病」「躁病」といいます。うつ病と躁病の両方を経過するものを双極性躁うつ病、「うつ」または「躁」の病相だけを経過するものを単極性といって分けることがあります。多少の性格の偏りと、環境やストレスによってうつ状態になる場合は、「うつ病」ではなく、抑うつ反応またはノイローゼ（神経症）の抑うつ状態と診断すべきで、抗うつ薬投与だけではなくて、精神療法が欠かせません。DSM では神経症の分類がなかったことがあり、

操作的診断の欠点でもあると考えられます。

　現在DSM-ⅤやICD-11への改訂が予定されています。診断基準は精神科医の問題ですが、概要を理解しておくことが必要かと考え、書き置きしました。

　パラメディカルスタッフに大事なのは、症状理解をしっかりしておくことですので、主としてドイツのヤスパース（Karl Jaspers［1883-1969］）などの現象学的記述の方法論に従って書いた部分が多いことをご理解ください。ちなみに精神病理学上に影響を与えている現象学とは、フッサール（E. Husserl）に始まる体験レベルの経験を解明する学です。直接性に出現する体験を、正確に記述していくための学問的手法といえます。

　最後に、筆者の出版を創造出版に依頼して、気づいて驚きましたのは、大先輩であり恩師でもある秋元波留夫名誉教授が、90歳台後半に欠かれた「刑事精神鑑定講義」（783頁）を出版された会社であることでした。恥ずかしいような小論をお願いしてと後悔しておりますが、大先生の晩年の著書数冊を編集された編集長の吉村知子さんが編集に当たられ、大変な幸運に恵まれて、ありがたいことです。本書は、彼女の豊富な経験と緻密な作業の結果であることを明記しておきます。

2013年10月

大内田　昭二

メディカルスタッフのための精神医学概論●目次

はじめに ……………………………… 3

精神科受診と入院 ……………………………………… 7
知能とその異常 ………………………………………… 15
記憶とその異常 ………………………………………… 23
思考とその異常 ………………………………………… 30
知覚とその異常 ………………………………………… 41
感情・気分とその異常 ………………………………… 47
欲動とその異常 ………………………………………… 54
意識障害と症状性精神障害 …………………………… 64
中毒性精神障害 ………………………………………… 71
器質性精神障害 ………………………………………… 78
性格異常と神経症 ……………………………………… 86
統合失調症 ……………………………………………… 103
双極性障害（躁うつ病） ……………………………… 111
てんかん ………………………………………………… 115
精神障害者との対人関係 ……………………………… 124

さくいん ……………………………… 136

精神科受診と入院

受診の準備

　精神障害の定義には細かい議論が多くありますが、ここでは日常生活に支障をきたしたり、そのために悩んだりする精神機能の障害と考えておきましょう。そういう方が知り合いにおられるとして、その方の診察を依頼する場合を考えてみましょう。依頼する先は精神障害の内容によって異なりますが、診療が適切で近い所ということになるでしょう。総合病院のメンタルヘルス科、心療内科、単科精神科病院の外来、精神科クリニック、心療内科クリニックなどが考えられます。

　医師はこの方の家族歴、本人歴そして現病歴を聴取して診察に当たるでしょう。これを既往歴（anamnesis（E）、anamnese（D）、アナムネーゼ）といいます。緊急でない場合は、受診される方の既往歴をあらかじめ記録しておいて提出されると、診断の正確性のためにも、また時間の節約にもなってよろしいと思います。図1をご覧ください。

　家族歴は遺伝負因の有無を知るための大事な資料であるばかりでなく、同居家族など家族関係を知るのにも役立ちますし、家庭環境を知るうえでも大事な資料になります。図2に家系図の正確な記録方法を書いておきましたので参考にして下さい。図3には家系図に使用する記号の意味を説明しておきました。発端者とはさしあたり問題となっている方のことで、受診の際は受診者を指していますので、かならず矢印を入れるのを忘れないようにしてください。

　本人歴では、生物学的既往歴のところでは、とくに問題の起こりやすい大切な時期に○を付けておきました。生活歴では人権侵害に留意しながら、

既往歴

Ⅰ. 家族歴　家系樹の作製・遺伝負因の調査

Ⅱ. 本人歴
　　A. 生物学的既往歴
　　　・胎生期
　　　○出産期
　　　・乳幼児期
　　　・小児期・学童期　　　　　　　　　高熱疾患
　　　○思春期・青年期　　　　　　　　　頭部外傷
　　　○更年期・初老期　　　全期　　　　けいれん
　　　・老年期　　　　　　　　　　　　　意識障害
　　B. 生活歴（社会的生い立ち）　　　　性病
　　　生育史：　出生地・養育者　　　　　飲酒歴
　　　教育史：　学歴・成績　　　　　　　薬物乱用
　　　生活史：　職業歴・婚姻・非行・犯罪
　　　　　　　　環境（家庭・職場・学校）
　　　　　　　　交友関係・常用薬
　　C. 性格：病前性格・性格変化・特異体質
　　D. 現在の生活像：同居家族・平均1日の過ごし方

Ⅲ. 現病歴

図1

　必要な範囲で記載してください。本人歴の全期にわたって目を通したうえで、現病と関係のありそうな項目には注意しましょう。

　現病歴では主観によらず、客観的事実を時間の順序にあげましょう。とくに、現在の症状と関連があると考えられる症状がいつから始まったのか、そのために初めて診察を受けた病院や診療所はどこであったのか、そしてそれはいつ頃であったかを記録することが大切です。入院となったときの書類への記入や、後に精神障害者年金の申請など、公的書類を提出するときに必要となってきます。

精神障害者

家系図の正確な記録方法

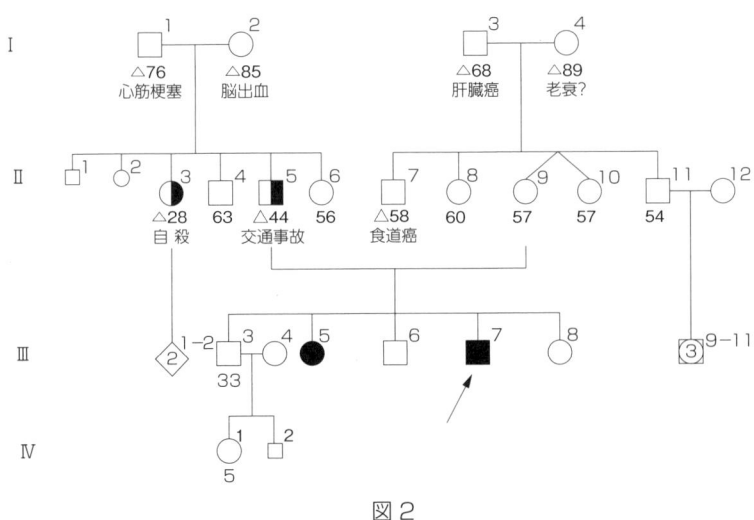

図2

初　診

　受診される方が呼ばれますと診察室に入りますが、本人以外に付き添いの方も黙って入ってこられます。日本では個人主義が徹底していないからでしょう。夫婦、親子、兄弟姉妹、会社の上司や同僚、あるいは近隣の人など、さまざまな方が付き添います。

　同席されると、患者さんが口を閉ざして訴えにくい様子がみえたり、同席者に妄想を持っている場合もあります。患者さんの考えと付き添い者の考えと

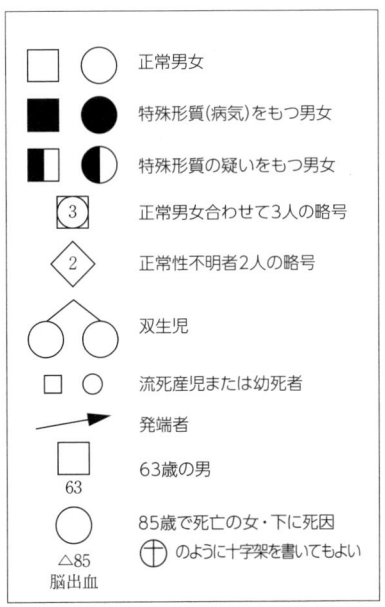

図3

9

が食い違っていることが問題なのです。同席は患者さんの同意を得てするようにするか、付き添い者からは別個に必要な情報をとるのがよいと思います。いずれにしても得られた情報と、患者さんの発言内容と、医師の観察による症状把握が統合され、診断と治療に至るわけです。そして通院か、他院への紹介か、入院治療が必要かが判断されます。

　症状によっては、基本的日常生活ができなくなっていたり、自殺の危険が濃厚であったり、暴力行為や迷惑行為や器物損壊行為などによって社会生活ができなくなったなどの理由で、診断はさておき入院が必要になってくることがあります。

入院について

　入院には任意入院・医療保護入院・応急入院・措置入院があります。精神保健福祉法の第二十二条の三には「精神科病院の管理者は、精神障害者を入院させる場合においては、本人の同意に基づいて入院が行われるように努めなければならない」とあります。

任意入院
　精神障害者が自らの同意に基づいて入院する場合を任意入院といいます。精神科病院の管理者は当該精神障害者に対して、厚生労働省令で定める事項を書いた「入院（任意入院）に際してのお知らせ」という書面により、その内容を告知し、説明しなければなりません。そして当該精神障害者から、自ら入院する旨を記載した書面（院長宛同意書）を受け取らなければならないことになっています。

　このお知らせの中には、入院中、当該任意入院者の人権を擁護する意味の事柄が書かれています。そして、「あなたの入院は任意入院でありますので、あなたの退院の申し出により退院できます」と書いてあります。し

かし、当該任意入院者の症状が退院させられない状態の時は、72時間に限り入院を継続できることになっています。この間に精神科病院の管理者は精神保健指定医の診察を受けさせ、次に記す医療保護入院の手続きをすれば、入院を継続することができます。精神保健指定医とは、患者本人の意志によらない入院や、行動制限の判定を行う者として、厚生労働大臣が指定した医師で、精神科診療の実務5年以上の者の中から、資格試験を経て選ばれることになっています。略して指定医と言っています。

医療保護入院

　入院の必要があっても本人が同意しない場合には、精神保健福祉法に従い、家族のうちいずれかの同意により入院させることができます。単身者などで同意してくれる家族がいない場合には、精神障害のある当事者の居住地を管轄する市町村長に同意してもらいます。これを医療保護入院といいます。医療保護入院の場合にも、精神科病院の管理者は「入院（医療保護入院）に際してのお知らせ」の書面をもって患者に告知し、説明する必要があります。

応急入院

　次に第三十三条の七には、医療及び保護の依頼があった者について、急速を要し、指定医の診察の結果精神障害者であり、直ちに入院させなければその者の医療及び保護を図るうえで著しい支障があって、任意入院が行われる状態にないと判断された者を、家族等や本人の同意がなくても72時間にかぎりその者を入院させることができるということが書いてあります。これを応急入院といいます。これを受け入れる精神科病院は、厚生労働大臣の定める基準により応急入院指定病院の指定を受けていなければなりません。

措置入院

次に措置入院を説明します。第二十九条に「都道府県知事は、第二十七条（指定した指定医）による診察の結果、その診察をうけた者が精神障害者であり、かつ、医療及び保護のために入院させなければ、その精神障害のために自身を傷つけ、または他人に害を及ぼすおそれがあると認めたときは、その者を国等の設置した精神科病院または指定病院に入院させることができる」とあります。指定病院とは第十九条の八「国及び都道府県以外のものが設置した精神科病院で厚生労働大臣の定める基準に適合するものを、その設置者の同意を得て、病床数を定めて指定することができる」によるものです。

第二十九条の要旨は医療保護のために入院させなければ、自傷他害のおそれがあると認められた精神障害者を、都道府県知事（特定都市の市長）の権限により、強制的に入院させる措置入院に関する規定です。入院させるには二人以上の指定医の診察を受け、その結果が一致した場合でなければなりません。

次に、警察官職務執行法が発動される場合を考えてみましょう。自己または他人の生命、身体、または財産に危険を及ぼすおそれのある場合は警察に保護できますが、緊急を要する症状または状態像にある精神障害者であれば、医療保護をすみやかに加える必要性が高く、本人の医療保護に重点を置いた緊急措置入院権限を発動すべきです。

以上のように、精神科医師は外来通院や入院診療によって患者の精神症状や状態像を知り、診断し、治療をするわけです。次章より個々の精神症状や症状群について精神病理学的な解説をしますが、それはいわゆる精神医学総論に属することで、本書では個々の精神疾患には触れていません。ただし、内因性疾患である統合失調症と躁うつ病の2つ、およびてんかんについては必要となる事項が多いと思いますので、簡単に触れておくこと

```
          慣例の病因的分類
1. 内因性精神障害   a. 統合失調症
                 b. 躁うつ病
                 c. 非定型精神病（その他）
2. 心因性精神障害   a. 神経症（心身症を含む）
                 b. 心因反応
3. 外因性精神障害   a. 器質性精神障害
                 b. 症状性精神障害
                  （c. 薬物依存に基づく精神障害）
4. 異常性格
5. 精神（発育）遅滞

（統合失調症は平成14年8月以前は精神分裂病）
```

図4

にします。

疾患の分類について

　ここで、精神障害または疾患の分類について少し触れておきます。従来日本の精神医学はドイツ精神医学の流れをくみ、病因論を大切にしていましたので、外因・内因・心因に分けています。

　図4に慣例的病因分類をあげておきました。外因とは身体的原因によること、心因とは精神的・心理的原因によること、内因とは現在のところ原因不明のことをいいます。

　まえがきで述べたように、現在日本の公用の書類に要求される診断として用いられるICD-10の「精神および行動の障害の分類」（The ICD-10 classification of mental and behavioural disorders）については、成書またはインターネット等でご覧ください。DSMでは先に述べたように、臨

床症状の分類が主題となり、病因論は詳しくないという欠点がありますが、利点としてあげられるのは、多軸診断システム（multi-axial system）が用意されていることです。これは下記のように5つの軸からなっています。

 Axis 1 臨床症状群、および精神障害には起因しないが医学的関与や治療の対象となる状態
 Axis 2 人格障害および特異的発達障害
 Axis 3 身体疾患および身体状態
 Axis 4 心理・社会的ストレスの強さ
 Axis 5 過去1年の適応機能の最高レベル

これらは症例を他施設に紹介する場合や、記録をまとめて保存する場合などに利用するには、有用な事項だと思います。

知能とその異常

　心理学・精神病理学では知・情・意（知能・感情・意欲－欲動）の3つの側面から精神症状を考察することがよく行われます。情意というように感情と意欲（欲動）は表裏一体となっていることが多いのですが、知能は比較的単独で考察評価されます。

知能の定義

　さて、知能の定義の仕方もさまざまです。新しい課題や場面への順応力（シュテルン W. Stern）、学習能力（ディアボン W. F. Dearborn）、抽象的思考能力（ターマン L. M. Terman）等々です。ヘッブ（D. O. Hebb）は次の2つに分けています。

　知能 A＝生得的なる潜在能力（主として遺伝や生物学的要因に規定される）
　知能 B＝現在の作業や理解の水準（経験や学習を介して獲得され、構造化される）

　ヴァーノン（E. P. Vernon）は、知能検査で測定される知能を知能Cと呼んでいます。

　精神病理学者で実存哲学者であるドイツのヤスパース（K. Jaspers）は、本来の知能は判断力、思考力、本質把握の能力だとしています。図1の知能の概念に見るように、記銘力、記憶、疲労しやすさ、言語・行動による表現能力は、知能の予備条件だとしています。知識は獲得されたもの（精神的資産）であって、知能そのものではないと考えています。これに反し、WAIS（児童用 WISC）の知能検査で有名なアメリカのウェクスラー（D.

```
            知能の概念
─────────────────────────────
◎ 本来の知能
            判断力、思考力、本質把握の能力
     知能の予備条件
            記銘力、記憶、疲労しやすさ
            言語・行動による表現能力
     知識
            獲得されたもの：精神的資産
                              (K. Jaspers)
```

図1

```
          知能の操作的定義
─────────────────────────────
 知能とは、操作的に定義すれば、各個人が目的的に行動
し、合理的に思考し、かつ能率的に自分の環境を処理し得る
総合的または総体的能力である。
                              (D. Wechsler)
```

図2

Wechsler）は、知能を操作的に定義しています（図2）。

　ヤスパースは知能A、ウェクスラーは知能B・Cに当たると言えるでしょう。

　ご存じのように、2002年8月に精神分裂病から改名された統合失調症という病名は、元はクレペリン（E. Kraepelin ［1899］）が、躁うつ病から早発性痴呆として分けて命名して疾患単位としたものですが、ここでいう「痴呆」とは知能低下ではなく、人格崩壊を意味するものです。したがって知能検査では低値に出るのは当然でしょう。逆に、荒廃状態にある患者さんがときおり高度な知能を示すことがあるのをみても、知能の定義としては、ヤスパース流に考えるべきかと考えます。統合失調症の患者さんの心理検査は、知能検査が妥当かどうかを考えなければなりません。

知能検査とIQ分布

　さて、知能の発達や知能水準の問題に触れることにします。まず知能を測定する心理検査の中から、現在よく使用している2つの検査を紹介しましょう。田中ビネー知能検査Vと WAIS・III です。

○田中ビネー知能検査V

　フランスのビネー（A. Binet）の作成した知能検査で、知能水準に応じた問題が設定され、知能測定尺度が準備されています。ビネー式知能検査として、日本では田中ビネー・鈴政ビネーなどがあり、その中の1つです。全問正解の年齢を基準に基底年齢を定め、それ以上の年齢段階で得た正解数を月数で加算して精神年齢とします。

　2003年に刊行された日本第5版が最新版です。

　対象年齢は2歳0カ月から成人まで（1歳以下は発達チェックの項目を参考指標として付加）

　全問題数109問です。

　基底年齢は、すべての問題に合格した年齢級の1つ上の年齢とします（例えば、1歳級の全12問に合格すれば、基底年齢は「1歳+1＝2歳」となります）。

　加算月数は以下のようにします。

　　　1歳級－3歳級　　　1問につき1カ月
　　　4歳級－13歳級　　 1問につき2カ月

　14歳0カ月以上では成人の問題となり、17の下位検査から構成されています。

　13歳以下の被検査者の場合、精神年齢（MA）を算出します。精神年齢は、基底年齢を定めた年齢級より上の年齢級で合格した問題数に、それぞれ当てられた加算月数を掛けた値を、基底年齢に加算して算出します。

```
        IQ (知能指数)
    ─────────────────────
         MA
    IQ = ── ×100
         CA
    MA：mental age   精神年齢
    CA：calendar age  生活年齢
        or chronological age

    例．       7：2 (86)
         IQ = ───────── ×100 = 117.8
               6：1 (73)
```

図3

　知能指数IQ（intelligence quotient）は、精神年齢MA（mental age）と生活年齢CA（calendar age or chronological age）を月数（月齢）に変換し、IQ = MA÷CA×100の公式で与えられた商を小数点第一位で四捨五入し、整数で表示します（図3）。

　14歳0カ月以上の被検査者は原則的に精神年齢を算出せず、偏差値知能指数（DIQ）（deviation intelligence quotient）を換算表から求めます。DIQは、総合DIQと「結晶性問題」「流動性問題」「記憶問題」「論理推理問題」という4つの領域別DIQを求め、指標とします。

○ WAIS-III

　ニューヨーク大学付属ベルヴュー病院の臨床心理学者ウェクスラーは、「知能の定義」の項に書いたように、知能の操作的定義をしています。その新しい知能観に基づいて知能検査を作成しました。WAIS（Wechsler Adult Intelligence Scale）と、子ども用のWISC（Wechsler Intelligence Scale for Children）です。いずれも言語性検査と動作性検査とから成っています。

　WAIS-IIIは1997年に再改訂され、2006年に日本版が刊行されました。

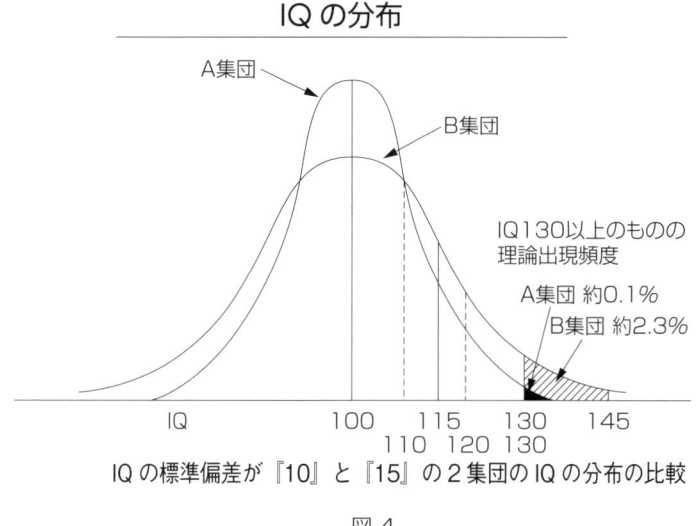

IQの標準偏差が『10』と『15』の2集団のIQの分布の比較

図4

対象年齢は16歳〜89歳です。

7種類の言語性検査（単語、類似、知識、理解、数唱、算数、語音整列）と7種類の動作性検査（絵画完成、絵画配列、積木模様、行列推理、符号、記号探し、組合せ）を合わせた14種類の下位検査から構成されています。

全検査IQ（FIQ）、言語性IQ（VIQ）、動作性IQ（PIQ）の3つのIQと、言語理解（VC）、知覚統合（PO）、作動記憶（MW）、処理速度（PS）、の4種の認知機能を示す群指数を算出することができます。

ある多数の集団で、このようにして求めたIQ分布をみてみると、図4のように正規分布（左右対象の釣り鐘型分布）であることがわかります。これは知能という形質が単一の遺伝因子によるのではなく、多因子によることを示しています。図4には例として標準偏差が10または15の2つの集団が描かれています。標準偏差とは各自の得点（ここではIQ）と平均値の差を2乗した値の平均の平方根です。したがって図4のA集団（標準偏差＝10）のほうが、平均値に近い人が多い集団ということになります。

IQと群指数の記述的分類

IQ/群指数	分類	理論上の割合（%）
130以上	とくに高い	2.2
120〜129	高い	6.7
110〜119	平均の上	16.1
90〜109	平均	50.0
80〜89	平均の下	16.1
70〜79	境界線	6.7
69以下	とくに低い	2.2

図５

精神遅滞の区分

区分	DSM-Ⅳ	ICD-10
軽度精神遅滞	50-55〜およそ70	50〜69の範囲
中等度精神遅滞	35-40〜50-55	35〜49の範囲
重度精神遅滞	20-25〜35-40	20〜34の範囲
最重度精神遅滞	20-25以下	20未満

図６

　IQと群指数の記述的分類の表（図５）をご覧になると、IQ=100を中心に、正常群の上下に「とくに高い」（最優秀知）と「とくに低い」（精神遅滞）が同じ頻度で分布し、また「高い」（優秀知）と「境界線」（境界知）も同じ頻度で分布していることがわかります（WAIS・Ⅲでは、IQ値だけで精神遅滞が決まるものではないという考えから、「精神遅滞」という用語を使わず、記述的分類では「とくに低い」という言葉に変更されています）。
　知能の「とくに低い」（精神遅滞）の方は軽度・中等度・重度・最重度に分類されます（図６）。

加齢とIQの変化

　IQは11歳までは直線的に増加し、以降次第に横ばいとなります。WAIS-IIIによると20〜34歳では加齢により増進する項目と減退する項目がありますが、以後は知能の高進は望めなくなります。正常の人でも、初老期を迎えますと徐々にではありますが、知能の減退がみられるようになります。そして80歳を過ぎると、一般には急速に退化するといわれます。

　健常人の加齢変化として、言語性知能は比較的保持されるのに対して、動作性知能は加齢とともに低下することが指摘されています。

　算数、数唱、符号、積木模様が高齢化に伴い減退する機能とされ、単語、知識、絵画完成、組合せが持続する機能とされます。

　知能減退率（MDI）は、「（持久する機能−減退する機能）÷持久する機能×100」の数式で算出されます。

　脳の疾患あるいは加齢により異常に知能の減退した状態を、以前は「痴呆」と言っていましたが、差別用語ということで「認知症」に変更されました。同じ知能程度で精神遅滞と認知症は区別できるのか、という問題が出てきます。しかし仔細にみれば、認知症の方には記憶障害はあるにしても、精神的資産である知識の残りからみて、精神遅滞とは異なることがわかります。

　認知症は脳の疾患によるといいましたが、脳血管性認知症と脳変性性認知症に大別されます。前者は脳動脈硬化症などであり、後者にはアルツハイマー型認知症、レビー小体型認知症、前頭側頭型認知症、まれには大脳皮質基底核変性症や進行性核上麻痺などがあります。以前は梅毒の第4期といわれる進行麻痺の鑑別が必要でしたが、最近はごくまれになりました。

　認知症の知能検査にはいろいろありますが、臨床には便利な長谷川式簡易知能評価スケールが多く用いられています。見当識問題・即時記憶問題・計算問題などの9項目からなり、1991年の改訂版では30点満点で、20点

```
┌─────────── 精神遅滞の特殊型 ───────────┐
│                                                  │
│    ダウン症候群（Down syndrome）                │
│    クレチン病（cretinism）                       │
│  ○ 小頭症（microcephaly）                        │
│  ○ 水頭症（hydrocephalus）                       │
│  ○ 結節性硬化症（Bourneville-Pringle disease）  │
│  ○ スタージ・ウェーバー病（Sturge-Weber disease）│
│    ローレンス・ムーン・ビードル症候群            │
│    （Laurence-Moon-Biedle syndrome）             │
│    ムコ多糖症（mucopolysaccharidosis）           │
│  ○ テイ・ザックス病（Tay-Sachs disease）        │
│    フェニルケトン尿症（phenylketonuria）         │
└──────────────────────────────────┘
```

図7

以下では認知症が疑われます。

軽度の認知症があっても、意図的に専門知識をひけらかすために、一見優秀そうに見える者がいます。かつて精神医学用語で「利口ぶり阿呆」と呼んでいました。

人間の新陳代謝機能は20歳まで次第に落ちて、以後横ばいとなります。生殖機能は15歳から30歳まで伸び、以後女性は40代後半、男性は50歳代中頃で落ちていきます。身体機能および技能は20歳まで伸び、30歳以降は次第に落ちていくといいます。しかし、人の精神機能には、狭義の知能を超えた人間的特殊機能があります。専門知識の獲得、文化活動、福祉活動、芸術性、宗教観、哲学などの上位機能がそれです。まれに能力の衰えない老人のおられるのも確かなことです。

知能の発育遅滞を示す人を精神遅滞と呼びます。遺伝性のものを低文化群ということもありますが、知能低格の程度は浅く、幼少児期の外因による者の方が重症者が多いといわれます。特殊型と言われる疾患を図7に挙げておきますが、○を付した疾患はてんかん発作を有するものです。

記憶とその異常

　記憶とは図1に示したように、ある刺激や体験を記銘し、それを保持し、追想するという過程で成り立ちます。記銘とは新たに覚え込むことであり、記銘力とはその能力をさしています。保持されているものについて、動物学者のゼーモン（R. Semon [1904]）は、記憶を媒介する物質が生成されて記憶痕跡として残ると考え、これをエングラム（engram）と呼びました。現在この持続的変化は、脳の神経細胞網の可塑性や、それらのシナプシス結合の特性や、神経細胞の核酸や蛋白合成のような化学物質の変化と考えられています。この、保持されているものを思い起こすことを追想と呼びます。

記憶の検査と分類

　エビングハウス（Hermann Ebbinghaus [1850-1909]）は初めて記憶の実験をした人として有名です。彼は無意味音節という測定材料を用い

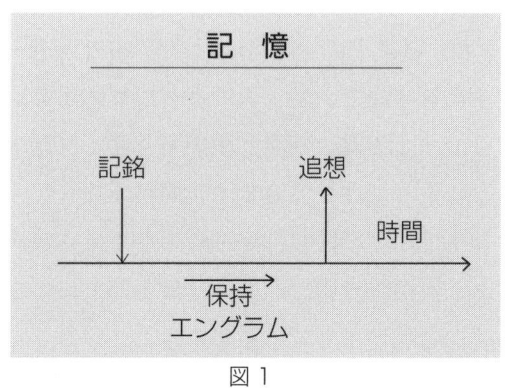

図1

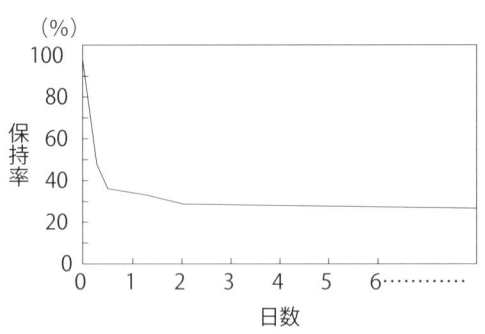

図２

（出典 高木貞敬「痴ほうの百科」p.89, 平凡社,1989）

て、自らを被験者として保持率の実験を厳密に行い、数学的に処理しました。結果は図２に見るとおりです。保持率は時間とともに急速に減っていき、３日目ぐらいでほぼ恒常になっています。

　記銘力を検査する場合には、保持と追想の過程も必要なので、保持の時間を極力短くして計測しています。東京大学精神科教授であった三宅鑛一（呉秀三教授の後任で三代目教授［1876-1954］）が東大脳研究所で開発した検査に、対語法というのがあります。「空－星」のような有関係の対語を10組、「少年－畳」のような無関係の対語を10組用意し、記銘させ、空、少年のような刺激語を与えて、星、畳のような対応語を追想させて、記銘力を測定する方法です。実際には同じ検査を３回くり返すことにより、学習能力も調べられるようになっています。簡単な検査なので、日常の臨床でよく使われる検査です。脳器質性疾患の患者では、記憶障害がさほど目立たない段階でも、有関係対語試験の方はほどほどにできていても、無関係対語試験の成績が著明に落ちているということがあって、有用な検査です。知能検査で知られているウェクスラーも記憶検査を作っていますので、

詳しく調べたいときに使用するとよいでしょう。

　保持の時間の長短によって、記憶は下記のごとく分類されますが、時間の取り方は研究者によって異なり、絶対的ではありません。

- 短期記憶（short term memory）
- 長期記憶（long term memory）

- 感覚記憶（sensory memory）　　　1秒以内
- 即時記憶（immediate memory）　　数秒～1分以内
- 近時記憶（recent emory）　　　　数分－数十分－数時間－ときに数日
- 遠隔記憶（remote memory）　　　 数週－数カ月－数十年

　タルヴィング（E. Tulving［1972］）はエングラムの内容によって記憶を次のように分けています。

- 手続き記憶（procedural memory）
- 命題記憶（propositional memory）
  - 意味記憶（semantic memory）
  - エピソード記憶（episode memory）

　手続き記憶とは、身体的あるいは知覚・運動的な記憶である習慣的行動や、運動技能のように意識しない手続きを、自動的に追想（再現）する記憶のことであり、練習により習得されます（自転車の操縦など）。命題記憶の方は事柄や出来事の記憶で、意識的に追想できるものであり、知識に相当する意味記憶と、思い出に当たるエピソード記憶があります。

記憶の異常

　さて「記憶の異常」について述べます。記銘の異常亢進はある種のてんかん・統合失調症などでみられますが、まれです。臨床的にはその減弱の方が問題となります。老年疾患をふくむ脳器質疾患では、その初期からみられる症状なので注目されます。

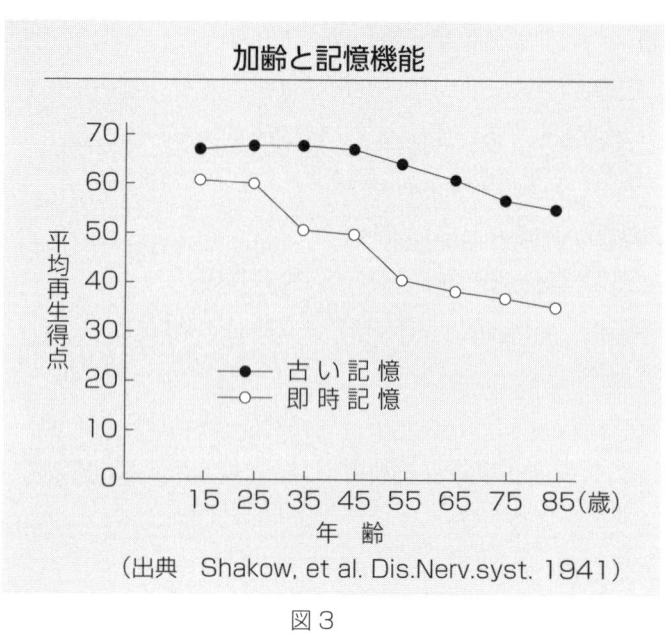

図3

　追想の量的減退については、新しいものの方が古いものより失われやすいという「リボ（T. Ribot）の法則」があります。加齢と記憶機能との関係ですが、図3のように古い記憶よりも新しい記憶のほうが忘れやすいことがわかります。

追想の障害
　図4をごらんください。追想の障害である抑圧は精神分析学の用語で、記憶の追想が無意識に抑制されることをいいます。日常生活でも、嫌な人の名前が出てこなかったり、出し忘れの手紙が実は差し出すことに抵抗があった、などということはよくあることです。
　追想の異常亢進は躁状態や気分のよいアルコール酩酊の初期、麻薬の使用時などにみられます。また、頭部外傷その他の脳器質疾患、催眠状態、ある種のてんかん発作、統合失調症でもみられますが、多くはありませ

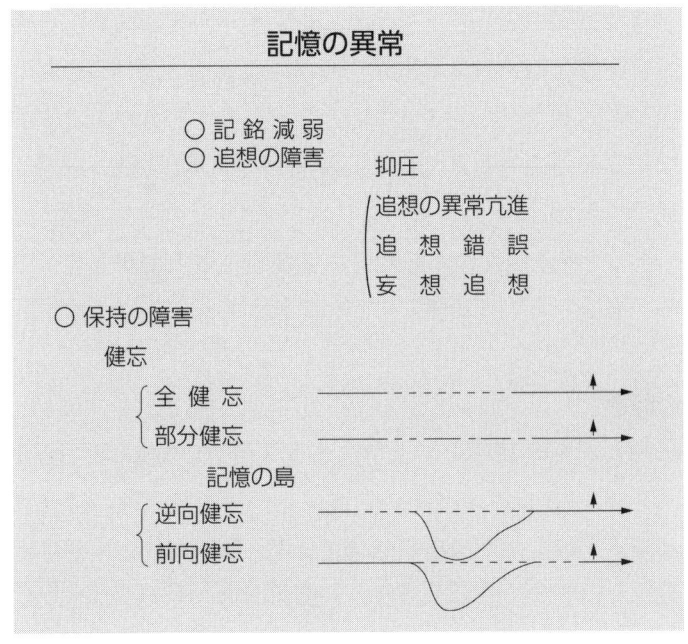

図４

ん。短時間に以前の体験や生活場面が走馬燈のように次々に浮かんでくる現象を、パノラマ視（panoramic vision）といいます。まれな状況ですが首吊り自殺に失敗したときや、山から落ちるときなどに体験されることがあるといわれます。

　追想錯誤は記憶減退に伴って現れることが多く、追想は普通でも多少の変形を受けているものですが、その歪曲の甚だしいものを誤記憶（allomnesia）といい、幼少時代の記憶に多いといわれます。現実にはなかったことが実際に体験したかのごとく浮かんでくる追想を偽記憶（pseudomnesia）（または仮性記憶）といい、追想に空想の色彩を帯びて語ると、「私は一度死んだ」とか「皇室に生まれた」など、作話や妄想追想となります。サリー（J. Sally）は誤記憶と偽記憶をあわせて記憶錯誤といっています。

カプグラ症候群（Capgras syndrome）という比較的まれな症候群があり、自分に密接な関係のある家族、恋人、親友などがいつの間にか瓜２つの替え玉に置き換わっていて、「今見ている人は本当の人ではない、替え玉だ」などといったりします。これは妄想性人物誤認で、妄想追想です。多くは統合失調症にみられます。ちなみにフレゴリの錯覚（illusion de Frégoli）は、「身の回りの人たちは、実は同一の人物が変装して姿を変えた人たちである」という錯覚ですが、これも妄想追想に入るでしょう。

保持の障害

　つぎに保持の障害について説明しましょう。一定期間に限局された保持の脱落を健忘（amnesia）といいます。図４では点線の部分が脱落を表し、→は時間経過を、↑は追想の時点を表し、下向きの山形は意識障害の期間を表しています。全健忘では一定期間のすべてが忘却されています。もうろう状態という意識障害のときがそうです（てんかんのもうろう発作など）もうろう状態の間に行われた傷害、殺人などの犯行は、全く記憶を失っている間のことなので、精神鑑定では責任能力がないとされます。

　一過性全健忘（transient global amnesia：T. G. A.）は50〜70歳で発症し、突然高度の記銘力障害の発作をきたし、困惑して同じ質問をくりかえし、教えてもすぐに忘れてしまいますが、昔の記憶はよく保たれています。３〜10時間くらい続き、入眠して覚醒すると回復します。発作期間の全健忘と逆行健忘を残します。

　全生活史健忘（amnesia of personal history）は、突然自分の過去の生活史を忘れてしまう劇的な健忘です。自分の名前はもちろん、自分が誰であるかもわからないという状態で、「心の旅路」などで映画化されました。その多くは心因性のものです。

　部分健忘では、ところどころ記憶が残っていて'記憶の島'といいます。せん妄状態の時がこれにあたります。脳の器質障害の時の夜間せん妄や、

```
┌─────────────────────────────────────────────┐
│         健忘症候群（コルサコフ症候群）      │
│                                             │
│   ○記銘力障害        ○健忘                  │
│   ○見当識障害        ○作話                  │
│                                             │
│           ┌ 即妙に                          │
│     作話  │ 空想的内容を現実であるかのように│
│           └ 確信ありげに                    │
└─────────────────────────────────────────────┘

図5

　アルコール精神病の振戦せん妄（全身性の粗大な振戦と幻視の多い幻覚の現れるせん妄）などです（もうろう状態、せん妄状態については意識障害の章を参照してください）。過去を追想し意識障害時より以前まで遡って忘却しているのを逆向健忘、意識障害より回復した後のことまで忘却しているのを前向健忘と呼びます。頭部外傷などのときなど、前向健忘がみられたりしますが、逆向健忘の方はその時間が長いほど重症だといわれます。

　1887年、コルサコフ（S. S. Korsakov）が慢性アルコール中毒の患者でみつけた症候群があります。健忘症候群（コルサコフ症候群）といい、記銘力障害・健忘・見当識障害・作話の4症状からなります（見当識とは時間・空間における自己の定位づけをする能力をいいます）。この症候群は慢性アルコール中毒ばかりでなく、脳器質疾患にもみられるので要注意です。図5にみるように、作話は一種独特で、空想的内容の話を作りますが、作るという努力はみられず、即妙で確信的である点に注目しなければなりません。この症候群は通過症候群といって、症状性精神障害と器質性精神障害との移行段階でもみられます。
```

思考とその異常

　思考過程とは、その目的に適合した概念を思い浮かべ、判断・推理によって課題を分析する過程です。成人の思考形態は合理的・客観的で、論理的に矛盾がなく、自然科学的知識と背反しませんが、小児や未開地の人の思考様式は、合理的でも実証的でもありません。未開地の人は自然の背後に超自然的・神秘的な力を認め、前論理的です。現代人の中にも、とくに新興宗教などを信じて、こうした傾向を見せる人たちがいます。

　以下に病的な思考の異常について述べますが、思考内容についてではなく、思考過程（思路ともいいます）の異常について説明します。図1をご覧ください。

　○観念奔逸・思考跳躍
　観念奔逸とは連合活動が活発になり、表面的に結びついた観念が次々と

```
               思考の異常
       ─────────────────────────
       ○ 観念奔逸    思考跳躍    ○連合弛緩
       ○ 思考抑制              ○滅裂思考
       ○ 思考散乱              ○思考途絶
       ○ 過価観念    支配観念    ○自生思考
       ○ 強迫観念              ○作為思考
       ○ 迂遠思考    ○保続      ○考想化声

       ◎ 妄想 ──── 思考内容の非合理性
                    主観的確信性（訂正不能性）
```

図1

湧出して、思考目的から外れた余剰な観念を抑制や排除できない状態をいいます。そして談話心迫を伴います（心迫については「欲動とその異常」で解説しますが、目的の十分に定まらない欲動の亢進をいいます）。自分または他人の言葉の、音韻から生じた無意味な言葉（外連合）が多く用いられます。人名や地名が多用され、それを羅列するだけで話がまとまらない、といったことにもなります。双極性障害の躁状態のときや、アルコールの酩酊状態のときにみられます。

　観念の連合速度が高度に促進した場合は、観念奔逸性錯乱となり、それを思考跳躍ともいいます。感情高揚が基底にありますと、声高にしゃべり、落ちつきがなく、思考内容は楽天的ないし誇大的となります。注意の転動性の亢進があり、集中力や持続性を欠くので、せっかくの計画や思いつきは成就しません。その思考内容は実質に乏しくても、飛躍し逸脱した話題や観念には、了解可能な関連性が保たれています。その点は統合失調症の滅裂思考とは異なります。

○思考抑制

　思考の進行はブレーキがかかったように遅くなり、表象に活発さがなく、生気がありません。また観念の想起が困難で、頭に浮かんでこないと感じる状態です。思考抑制は欲動抑制（制止）とともに抑うつ状態の基本症状です。客観的には言葉数が少なく（寡言状態）、行動も少ない（寡動状態）のが目立ちます。

○思考散乱

　思考抑制とは異なり、意識混濁があって、思考過程に連絡と統一が欠け、全体にまとまりがない状態をいいます。伝染性疾患などの回復期でアメンチアの状態にあるときなどにみられます（アメンチアとは、ごく軽度の意識混濁があって困惑のみられる状態をいいます）。

○過価観念・支配観念

　過価観念は優格観念ともいわれ、ほとんどの場合支配観念と区別されずに使われます。ある思考が感情的に強調され、他のすべての思考に長時間にわたって優先している場合をいいます。特定の感情を伴って、心を専有する固定観念といってもよいでしょう。近親者の不幸にあっての悲しい思い出や恋愛中の相手に対する思い、息子の受験間近の母親の心配など、心因性の背景があることが多くみられます。

○強迫観念

　非合理だ馬鹿らしいとわかっていても、とり払えず、意識的にとり除こうとすると、ますます心に強く迫ってくる考えを強迫観念といいます。こうしたことが心に生じても、精神活動を妨げずまもなく消える場合は、正常の人にもみられます。重大な病への罹患を心配したり、死について考えたりすることは誰しもあることでしょう。

　強迫観念によってある行為へと駆り立てられると、強迫行為と呼ばれます。実生活に支障をきたすようになると病的です。些細なことの理由をしつこく詮索したり、戸締まり、火の元の確認を何十回もしないと気がすまない。切手を貼らずに投函しなかったかと、集配人の来るのをポストで待っていたりします。強迫儀式のうち、最もよく見かけるもののひとつに洗浄強迫がありますが、これも不潔恐怖にもとづくものです。強迫観念は自己不確実性の性格異常者の中の強迫者に多くみられます（「性格異常と神経症」の章を参照して下さい）。統合失調症にみられる常同的洗浄行動は強迫様行動といって、欲動異常に属するものです。

○迂遠思考

　回りくどい思考のことです。枝葉や末節にとらわれて要点をつかめず、長い回り道をしてやっと結論に達するといった思考のことをいいます。粘

着気質者やてんかん患者にみられます。記銘力減退のある脳器質疾患の患者のように、思考目標を失ってはいません。

○保続
　一度した話、または一度した動作が、その後の質問または指示に際して、その内容に関係なくくり返される現象をいいます。例えば、「あなたの年齢は？」の質問に63と答え、次に「今日は何日ですか？」の質問に63と答え、「ご住所を教えて下さい」にも63番地と答える場合などをいいます。主に脳器質疾患の患者さんに観察されます。逆に保続の現象がみられたら、脳器質疾患を疑うべきです。
　なお、図1の右列はほとんど統合失調症の症状です。

○連合弛緩
　ブロイラー（E. Bleuler）がクレペリン（E. Kraepelin）の早発性痴呆という疾患単位を引き継いだとき、連合弛緩を最も基本的な症状と考えて、分裂病の命名の根拠としたことはよく知られています。連合弛緩とは、思考の諸要素がその類似性や時間的近接性で関連づけられることが、ゆるんでしまうことです。この関連づけ機能（あるいは連想機能）の低下がひどくなると、「まとまりがない」ということになり、何を考えているのかわからなくなります。この連合弛緩がはげしくなっていくと、次の滅裂思考になります。

○滅裂思考
　意識が清明であるのに、思考過程に連絡と統一が欠けて、ひどくまとまりがなくなった状態をいいます。統合失調症の緊張症候群（「欲動とその異常」の章で解説します）に特徴的にみられます。関連のない表象が結びつき、突然飛躍し、無関係な主題が入りこんだりするので、何を考え、何

を話そうとしているのか了解できません。滅裂の度合いがひどくなると、ただ言葉が無意味に羅列されているだけで、「言葉のサラダ」と呼ばれている状態になります。

○思考途絶

思考が急に中断され停止してしまった状態をいいます。客観的には突然話を止めてしまい黙ってしまいます。しばらくするとまた急にしゃべり出すといった具合です。思考の流れを車輪にたとえてみれば、うつ状態のときのような思考抑制の時は、車輪の動き方が遅くなった状態に例えられますが、思考途絶の時は車輪が急に止まってしまったと例えられます。主観的には考えが突然消えて空っぽになると感じたり、考えが抜き取られる（思考奪取）と感じることもあります。なお、話が途切れるのは、幻聴に聞き入っているための場合もあります。

○自生思考

とりとめない考えが自動的に生起するといった体験です。次々に浮かんでくる考えに自己所属性はありますが、自己能動性はありません。統合失調症の初期によくある症状ですが、さらに進んで自己所属性もなくなってくると次の作為体験となり、考想化声となっていきます。

○作為思考

させられ体験ともいい、自身が行ったことを「他人の力で干渉され、妨害され、行わされた」と感じます。自我の能動性の不全ということになります。

○考想化声

自分自身の考えが同時に、または少し遅れて、声となって聞こえるという体験です。思考内容はまだ自己に所属しているが、声の主は自己でない

という体験です。病状が進んでいきますと、考想伝播といって、自分の考えが他者の知るところとなり、他人にわかってしまうことになります。思考内容も自己所属性がなくなり、他者の考えが外界から聞こえてくる「幻聴」となります。

◎妄想

妄想は仏教語で（もうぞう）といい、妄（みだり）なる想像（おもい）を意味しました。一般には病的な誤った判断ないし観念とされます。ヤスパースは妄想の定義について次の3点をあげています。

（1）なみなみならぬ確信性を持つこと。
（2）経験や推理によって影響されないこと。
（3）妄想の内容が不可能なものであること。

臨床的に妄想と判断する根拠は、思考内容の非合理性より、主観的確信性（訂正不能性）が大事です。「今××で大戦争が起こった」という着想があっても、事実である可能性は否定できません。また「素粒子論での数学の命題を証明した」といわれても、その合理性を確かめるためには、難解な数学に通じていなければなりません。というわけで、思考内容の非合理性はいつも立証されるわけではありません。なみなみならぬ確信性があるかないかが問題となるのです。妄想は了解心理学の立場から、一次妄想と二次妄想に分けられます（了解心理学については、精神障害者との対人関係の章をご覧ください）。

「実在意識の変化」の図をご覧ください（図2）。実在意識とは、自己と外界現実との識別に関する意識で、現実検討なしに直接的に与えられる主観的な意識をいいます。幻覚や妄想の実在感は、現実検討によるものではなく、内的自我境界の外にある無意識素材が、自我化されずに意識内に侵入したためといいます。

```
┌─────────────────────────────────────────┐
│           実在意識の変化                │
├─────────────────────────────────────────┤
│                                         │
│  ○ 一次妄想（意味意識の変化）          │
│     妄想気分　妄想知覚　妄想表象（妄想着想、妄想追想）│
│                                         │
│  ○ 意識性の錯誤                        │
│     実体的意識性　思考的意識性          │
│                                         │
│  ○ 二次妄想                            │
│     妄想加工　妄想系統                  │
│                                         │
└─────────────────────────────────────────┘

図2

○一次妄想

　直接的・自生的に発生する妄想で、その発生が了解できないものを一次妄想といいます。妄想気分、妄想知覚、妄想表象（妄想着想、妄想追想）がふくまれます。

　妄想気分

　周囲のすべてが新たな意味を帯び、不気味で何かが起ころうとしているという不安、不信、驚異、困惑、圧迫の気分におそわれ、「妄想観念なき妄想」といわれます。「地球がなくなってしまう」「世界の終わりが来る」など世界没落体験を呈することがあります。統合失調症の初期や急性期に現れます。

　妄想知覚

　正常な知覚に直接的に、一定の誤った意味が付与されるものをいいます。例えば、保護室に入ってきた看護師を見て死刑執行人と思うなどです。体験構造上二分節から成り、第一分節は知覚される対象、第二分節は対象の異常な意味づけです。シュナイダー（K. Schneider）が統合失調症の診断に重視した症状を一級症状といっていますが、妄想知覚はこれに含まれます。
```

妄想表象

妄想着想と妄想追想があります。突然「自分は神である、迫害されている」などと思いつき、確信するものを妄想着想といいます。自分の生涯を回想するにあたって、特別の意味を帯びて追想されるものを妄想追想と呼びます（妄想追想については「記憶とその異常」のなかで述べました）。例えば、「（事実と違うのに）子どもの頃は宮城に住んでいた」「小さい頃は超自然的な能力を持っていた」などです。シュナイダーは、視覚的具象的な空想表象あるいは追想表象はまれであり、妄想表象は妄想着想というほうがいいといっています。妄想着想は考える人の着想という第1分節のみであるので、妄想知覚のように一級症状には属さず、統合失調症以外の精神障害にもみられます（例えば解離性障害など）。

○二次妄想

幻聴、身体幻覚、一次妄想などの症状やその発生を説明するために二次的に生じた妄想で、真の妄想である一次妄想と区別するために妄想様観念ともいいます。幻聴を説明するために、「誰かが電波をかけている」などです。妄想体験が論理的に関連づけられるのを妄想加工といい、系統化されたものを妄想系統または妄想建築ともいいます。妄想型の統合失調症やパラノイア（慢性妄想性疾患）にみられます。うつ状態の貧困妄想、躁状態の誇大妄想などのように、基底気分の変調から了解されるような妄想様観念もあります。

○意識性の錯誤

意識性とは自我が対象を志向して、その対象の存在や意味を開示させる作用といえます。

実体的意識性

（実際にいない）人の気配をありありと（実体的に）身近に感じるこ

妄想（内容による）分類
Ⅰ群　卑小妄想、貧困妄想、心気妄想、罪業妄想 　　　虚無妄想、永遠妄想
Ⅱ群　誇大妄想、健康妄想、発明妄想、宗教的誇大妄想 　　　恋愛妄想、恩寵妄想、血統妄想
Ⅲ群　関係妄想、注察妄想、被害妄想、被毒妄想 　　　追跡妄想、物理的被害妄想、嫉妬妄想、好訴妄想
Ⅳ群　影響体験、憑依妄想、化身

図3

とは正常人でもありますが、多少とも感覚的要素が附随していて、ふりかえって誰も居ないことがわかれば、そういう感じは即座に消えます。しかし意識されている対象である人や物の実体的な存在が、何の感覚要素もなしに無媒介的に体験されるというのは病的で、ヤスパースはこれを「実体的意識性」と呼んでいます。たとえば患者さんが、「私の背中に付いている〇〇看護師の首を取ってくれ」といったりするなどです。

思考的意識性

たとえば、遠方の火事を非直感的に知るとか、いま世界で核戦争が始まったなどのように、対象の意味を開示させる意識性が現実的判断の枠組みをはずれて働くと、妄想に関連する現象になります。思考的意識性は統合失調症に多くみられます。

以上、思考形式の異常について述べてきましたが、思考内容の異常としては、妄想内容による分類をご覧ください（図3）。妄想内容と疾患との結びつきはありませんが、Ⅰ群は抑うつ状態のときによくみられ、Ⅱ群は躁状態または器質性精神障害に、そしてⅢ群・Ⅳ群は統合失調症に多くみられる傾向があります。

思考とその異常

自我障害

○ 能動性意識＜自己所属性・能動性＞の障害
　　存在意識の変化（離人症、憑依妄想）
　　実行意識の変化（人格喪失感、強迫様体験、心的自動体験）
　　　　自生思考、思考吹入、思考奪取、以心伝心
　　　　予知予言体験、被影響体験、させられ体験
○ 単一性意識＜同一瞬間に私は一人である＞の障害
　　自我分裂、有声思考、二重身、自己像幻視
○ 同一性意識＜過去と現在の自分は同一の者である＞の障害
　　時間体験の障害、妄追想（血統妄想）
○ 限界性意識＜外界と他人に対する自我の意識＞の障害
　　自他の別の稀薄化、現実感消失、思考察知、思考化声

図4

自我障害

図4をご覧ください。健康な精神生活では、自我の諸体験は意識されることなく、ほとんどはぼんやりと意識の背景にあります。自我体験の病的な障害によって、その構造が明らかとなります。ここでいう自我は一人称の私（I, Ich）であって、精神分析でいうエゴ（ego）ではありません。ヤスパースは自我に関して、正常人なら必ず持っている次の4つの意識をあげています。「能動性意識」「単一性意識」「同一性意識」「限界性意識」です。

○能動性意識

「私のものである」という自己所属性と、「私がやった」という能動性の意識に分けられます。前者は存在意識ともいいます。その障害例として、「私が私でないみたい」という離人症、「狐がついた、犬神様である」などの憑依妄想（つきもの妄想）などがあります。後者は実行意識ともいわれ、

その障害例は数多くあります。
　たとえば、「本当に私がやったという気がしない」(人格喪失感)。「服にも身体にも病原菌がいっぱいついてしまった」(強迫様体験)。「考えようとしないのに、考えがつぎつぎと出てきてしまう」(自生思考)。「勝手に考えを吹き込まれる」(思考吹入)。「考えが抜き取られてしまう」(思考奪取)。「黙っててもわかってしまう」(以心伝心)。「こうなるなと思ったらそうなった」(予知予言体験)。「誰かがそうさせている」(被影響体験)。「私がやったのではない、やらされたのだ」(させられ体験)。

○単一性意識
「同一瞬間に私は一人である」という意識です。その障害例をあげてみます。「私以外の人がいる」(自我分裂)。「声で言ってくる」(有声思考)。「私がふたりいる」(二重身)。「自分の姿が見える」(自己像幻視)。

○同一性意識
「過去と現在の自分は同一の者である」という意識です。その障害例には時間体験の異常や妄想追想などがあります。「私は一度死んだ」などです。

○限界性意識
　外界と他人に対する自我の意識をいいます。自他の別の稀薄化としては、例えば「テレビに自分が出ている」などがあります。現実感喪失も自分と外界との境が不明瞭といえます。「自分の考えがみんなにわかってしまう」(思考察知)もそうです。思考化声のように単一性意識の障害との重複と考えられる例もあり、他にも重複と考えられる障害は多くあります。
　自我障害の軽い例は神経症やうつ病にもみられますが、典型例は統合失調症に多くみられます。また覚醒剤中毒にもみられ、統合失調症との鑑別が問題となります。

知覚とその異常

　知覚は世界を認識する基本形式です。知覚（perception）よりも原始的な段階のものとして感覚（sensation）があり、逆に高次なものとして統覚（apperception）があります。例えばつぎのような区別です。
　　感覚・・・・赤い色　　　　　　ある高さの音
　　知覚・・・・赤い薔薇の花　　　ある人の声
　　統覚・・・・美しい薔薇の花　　威厳のある声
感覚と知覚は峻別しないこともあります。
　図1をご覧ください。感覚には視覚、聴覚のように高次のものから、平衡感覚、内臓感覚のように低次のものまであります。高次のものほど対象性が強く理性的特性を持ち、低次なものほど状態性が強く感情的特性が強くなります。四足獣は鼻が地面に近く、嗅覚が発達していますが、立って

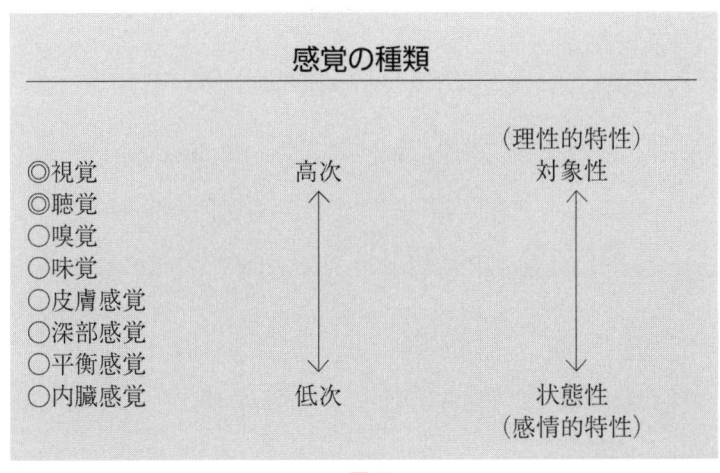

```
              感覚の種類

                                    （理性的特性）
◎視覚              高次              対象性
◎聴覚               ↑                 ↑
○嗅覚               │                 │
○味覚               │                 │
○皮膚感覚           │                 │
○深部感覚           │                 │
○平衡感覚           ↓                 ↓
○内臓感覚          低次              状態性
                                    （感情的特性）
```

図1

歩く人類では視覚、聴覚が発達しています。人類の祖先は樹上生活をしていて、飛びわたる先の枝を見定める必要から、視覚が発達し、嗅覚は衰えたといわれています。天文学、暦法、印刷術、書籍、ラジオ、テレビ、コンピュータ、インターネットなど理性的特性を持つ文化が、高次の感覚に由来していることが理解されます。深部感覚、平衡感覚、内臓感覚のような低次の感覚では、状態性が強く感情的特性が強いということは、例えば「頭が痛い」「めまいがする」「むかつく」「飲み込めない」「胸くそが悪い」「胸が痛む」「腹が立つ」「断腸の思い」等々の感情表現があることを考えれば、よくわかります。

「知覚と表象の相違」の図（図2）をご覧ください。ヤスパースは、知覚と表象（思い浮かべること）の違いを、厳密に分けています。絶対的標識として、知覚は実体的・客観的で、外部空間にあるのに反し、表象は画像的・主観的で、内部空間にあるといいます。相対的標識については、表のとおりです。後に述べる幻覚は真性幻覚と偽幻覚に分けられますが、真性幻覚は知覚的であり、偽幻覚は表象的であるということを理解するのに役立つ区別です。

知覚と表象の相違

	知覚	表象
◎絶対的標識	実体的 客観的 外部空間	画像的 主観的 内部空間
○相対的標識	輪廓定 感覚的新鮮 恒常性 被動性	輪廓不定 非鮮明 浮動性 能動性

(K. Jaspers)

図2

知覚とその異常

```
知覚の異常

○知覚の疎遠　　　現実感喪失
○既視感（déjà vu）　未視感（jamais vu）
○巨視　微視　変形視
○錯覚　不注意錯覚　感動錯覚　人物誤認
○パレイドリア（pareidolia）　二重知覚
◎ 幻覚
            真性幻覚　　（知覚的）
            偽幻覚　　　（表象的）
○ 機能幻覚　知覚に誘発された幻覚
○ 要素幻覚→有形幻覚（言語性幻聴）
            意識障害を伴う幻覚
            意識清明時の幻覚
```

図３

　図３をご覧ください。それぞれの項目を解説します。

○知覚の疎遠

　知覚の疎遠は疎隔体験ともいいます。外界の知覚の疎隔体験を現実感喪失といいます。「そこに物が在ることはわかるが、実際に在るという感じがしない」「そこに在る物と自分との間にヴェールがあるようで、ピンとこない」「見るもの、聞くものが遠くにあるよう、夢の中みたい」など現実感がない状態をいいます。「自分が今まで親しんできた人や物が、何となく疎遠に感じられる」など感情の疎遠を伴い、自分が自分でないみたいという状態を離人症といいます。離人症は外界の知覚のほかに、自己意識、身体意識の上にも起こります。これについては感情の異常（感情の疎遠）の項目で述べます。

　生命のあるものに生命の存在を感じない体験を、有情感喪失といいます。「人を見てもお地蔵さんのようにみえる」「みんな人形にみえ、ただ居るだけ」など、これら知覚の疎隔体験は、正常の人でも疲労困憊したときに起

43

こることがあります。離人神経症という神経症でみられたり、うつ病のときにもよくみられます。また統合失調症の初期にも多くみられます。

○既視感／未視感

既視感（déjà vu デジャヴ）とは、初めて見る状況なのに、以前に見たことがある状況そのままだと錯覚する体験をいいます。例えば「今ここで講義を聞いているこの状況の一部始終が、全くそのまま、かつてあったと思う」などです。この体験は非常に疲れたときなど、正常の人にもあり、神経症、うつ病、統合失調症の初期などにもみられます。

未視感（jamais vu ヤメヴ）の方は逆に、過去に見たことのあるなじみの状況を、はじめて見る状況のように錯覚する体験です。例えば、「家に帰り見慣れた部屋の状況を見て、全くはじめて見る新しい状況のように思う」などです。ただ、こちらの方は報告例も少なく、症状論的位置づけは不明です。

○微視／巨視／変形視

微視とは実際より小さく見えることであり、巨視とは大きく見えることであり、変形視とはゆがんで見える、あるいは波うって見えることです。米粒をじいっと見ていると大きく見えてきて、一粒の米に和歌を書くなど特殊な技能を持つ人がいるといいます。これらは、てんかんの視覚発作、離人神経症、せん妄、急性精神病、メスカリン中毒でみられます（せん妄については「意識障害と症状性精神障害」の章をご覧ください）。

○錯覚

錯覚とは、実在する知覚対象が別の物として知覚されることをいいます。不注意錯覚、感動錯覚、人物誤認などがあります。「幽霊の正体みたり枯れ尾花」は感動錯覚です。人物誤認には、既知の人を未知の人と錯

覚するのと、逆に未知の人を既知の人と錯覚するのとに分けられます。特殊のものとして、ソジー（瓜2つ）の錯覚「カプグラ症候群（Capgras syndrome）」と「フレゴリの錯覚（illusion de Frégoli）」があります。これらについては「記憶とその異常」のところで述べました。いずれも家族否認症候群として現れることが多くみられます。

○パレイドリア（pareidolia）

雲や壁のしみなど本来不定形の知覚素材が、特殊なものに知覚されることです。例えば「入道雲が王様の上半身に見える」「壁のしみが、ある人の顔に見える」「電車のリズミカルな音が、あるメロディに聞こえる」などです。錯覚は、知覚素材がそれと異なるものとして知覚されますが、パレイドリアでは実在の知覚素材も同時に知覚している点は二重知覚で、錯覚とは異なります（王様の上半身に見えていても、同時に入道雲であるとも知覚しているのです）。

○幻覚

知覚素材がないのに起こる知覚を幻覚といいます。真性幻覚は知覚的であり、偽幻覚は表象的です。両者の鑑別に、ヤスパースの知覚と表象の違いが当てはまります。レルミット（J. Lhermitte）は、脳脚に病変のある患者に、睡眠リズムの障害と幻覚のあることの報告をしました。その幻覚は真性幻覚であり、批判の保たれている幻覚です（統合失調症の幻覚では、批判のない幻覚が多くみられます）。また彼は、「ある老婦人はめまいの発作から2週間後に、夕方になると奇妙な形をした猫や鶏が見え始め、これに触れようとするとなくなると述べていた」と報告しています。ナルコレプシーの入眠時幻覚はこれに近いものです。

薬物中毒をふくめ、症状性精神障害と器質性精神障害の幻覚は、概して真性幻覚であることが多く、症状性精神障害に、ボンヘッファー（K.

Bonhoeffer）のいう外因反応型があり、そのうちの意識障害不明瞭な症候群の1つに幻覚症があげられています（外因反応型は「意識障害と症状性精神障害」の章を参照して下さい）。

　統合失調症における幻覚は、偽幻覚が多いといわれますが、「夜な夜な青い蛇が現れて、そこの柱を上っていく」など、真性幻覚としか思えない幻覚も多々経験されます。

〇機能幻覚

　外界の知覚に誘発されて、これに並行して同一の感覚領域に生ずる幻覚です。「水の流れる音に混じって声が聞こえる、音がやむと声も消える」「ガードをわたる列車の音がしている間だけ声が聞こえる」などです。

〇要素幻覚

　閃光・水滴音のように、光・音などの感覚要素の幻覚をいいます。これに対し、話し声が聞こえる、姿が見えるなどは有形幻覚といいます。統合失調症には言語性幻聴が多く現れます。

〇意識障害の有無

　せん妄の時の幻覚・錯覚など、意識障害を伴う時は症状性精神障害か器質性精神障害のことが多く、意識清明時の幻覚は、解離性障害（ヒステリー反応）を除いては心因疾患には現れず、統合失調症の場合に多く現れます。覚醒剤中毒では意識清明時の幻覚があり、言語性幻聴もあるので、統合失調症との鑑別が難しくなります。

感情・気分とその異常

　感情とは快・不快を基調として体験される、受動的な自我の状態です。一方、感情にはこれらを統制したり引き起こしたりする能動的側面もあります。シェーラー（M. Scheler）は生物的受動性と精神的能動性の割合から、感情を次のように層次的に分類しています。

　　　　（1）感覚的感情　　（2）生気的感情
　　　　（3）心的感情　　　（4）精神的感情

　(1)「感覚的感情」とは「知覚とその異常」のところで説明したように、状態性の強い低次の感覚に伴うものです。頭重感、めまい感、胸部絞扼感、窒息感、吐き気、空腹感、飢餓感、満腹感、性感等々です。
　(2)「生気的感情」とは特定の感覚や身体部位に局在しない、全身の状態的感覚に伴って生じる快・不快、好機嫌・不機嫌などの身体感情をいいます。健康感、爽快感、身体的不調感、疲労感などがあります。またこれは、精神生活の背景としての気分にも関係し、消化、呼吸、循環、内分泌などの身体諸機能の状態が投影して起こる感情でもあります。シュナイダーは循環病（躁うつ病）、とくにうつ病における身体感情の障害を重視しています。
　(3)「心的感情」は動機づけられた反応性の感情です。事業に成功した喜び、愛する人を亡くした悲しみなどです。驚き、心配、怒り、不安と安心、悔い、嫉妬、絶望と恍惚、幸福と不幸、悲観と楽観などがあげられます。
　(4)「精神的感情」は宗教や芸術に伴う感情のように、人間性の豊かさが関与した感情です。
　次に、感情に関係ある精神医学用語を解説しておきましょう。

「情動」とは反応性に急激に生じる一過性の強い感情をいい、身体的随伴症状を伴います。発汗、心悸亢進、血圧上昇、呼吸数増加、頻尿、下痢など自立神経系や内分泌系などの影響がみられます。驚愕、激怒、喜悦、憎悪などです。感情の中でも生物学的研究の対象になりやすく、キャノン（W. B. Cannon）の視床下部・交感神経説や、パーペッツ（J. W. Papez）の大脳辺縁系説などがあります。近年、脳内モノアミンやGABAなどの神経伝達物質の関係が注目されています。

　「気分」とは精神生活の全般を彩りながら、ある期間持続する感情状態をいいます。躁うつ病では躁的気分と抑うつ気分は内因性に変動します。躁うつ病の躁病相で爽快気分を示すものは日本人では比較的少なく、高揚した易怒気分を示す者が多いといわれます。反応性のものとして、死や離別などの喪失体験によって起こる抑うつ気分がよくみられます。しかし反応性の躁的気分は少なく、まれに葬式の後などにみられることがあります。上機嫌、不機嫌などの機嫌もある程度の期間持続する感情です。

感情と気分の異常

○ 高揚気分　　躁病　高揚者（いつも軽躁状態の人）
○ 抑うつ気分　うつ病　反応性うつ状態　抑うつ者
○ 上機嫌　　　脳器質障害患者　認知症老人
○ 児戯的爽快　破瓜型統合失調症
○ 刺激性　　　解離性障害　身体疾患衰弱時　てんかん
○ 爆発性　　　てんかん　爆発者　病的酩酊
○ 不安　苦悶　神経症　初老期うつ病　脳動脈硬化　薬物中毒
○ パニック　　神経症（予測不能　突然の開始　持続短時間）
○ 情動失禁　　認知症老人　脳動脈硬化　脳器質障害患者
○ 情動麻痺　　心因反応　解離性（転換性）障害
○ 情性欠如　　精神病質性犯罪者　惰性欠如者

図1

「情性」とは人間的な高等感情をいいます。同情心、羞恥心、反省心、悔悟の情、名誉感情、良心などです。図1をご覧ください。

○高揚気分
　生気的感情の亢進した状態です。躁うつ病の躁状態のときや、高揚者（いつも軽躁状態にある精神病質者）にみられるように、全身が生命力や活力に満ちあふれ、理由なき爽快感や快調感を示す状態です。疲れを知らずしゃべりまくり、幸福感、満足感、勝利感、自信などをおぼえ、自己を過大に評価して自己中心的になりやすく、ときに高揚した気分に易怒性や刺激性が加わることがあります。

○抑うつ気分
　これは高揚気分とは逆に、全身の生命力や活力が低下した状態のときの気分です。不快感、不調感、気力の減退感が強く、易疲労性で思考、集中力の減退を訴え、無価値感や罪業感を持ちやすいです。自殺念慮を持ちやすいので、注意が必要です。うつ病のときや抑うつ者（抑うつ気分が持続的、恒常的に支配しているような精神病質者）にみられます。反応性のうつ状態や老人のうつ状態のときにもみられます。

○上機嫌
　内容のない空虚な、穏やかな爽快感で、心配事がなく病識のない、調子のよい状態です。おだてに乗りやすいのが特徴です。脳器質疾患の患者や認知症の老人にみられやすい状態です。

○児戯的気分
　情意が鈍麻し、空虚な子どもっぽい爽快気分をいいます。無分別な若者にありがちないい加減さや、浅薄な奇妙な愚かしさを感じさせます。破瓜

病型の統合失調症によくみられます。

○刺激性
　些細なことでいらいらしたり、感受性が敏感となり不安定で、易怒（怒りやすい）の感情状態をいいます。正常人でも重篤な身体疾患の衰弱状態の時にみられるほか、神経症、解離性（転換性）障害、てんかんの患者にみられます。

○爆発性
　心内の緊張が徐々に高まり、わずかの刺激で強い憤怒が爆発し、少しの熟慮もなく、攻撃に出るような状態をいいます。てんかん患者、病的酩酊のとき、爆発者にみられます（病的酩酊とは比較的少量のアルコールで血中濃度が上昇し、意識障害と精神運動興奮を起こし健忘を残します。てんかんのもうろう発作に似ています。粗暴・凶暴となり、犯罪を起こすと精神鑑定上の問題となりやすいです）。

○不安・苦悶
　不安とは自我が危険にさらされたときに起こる、漠然とした未分化な恐れの感情です。恐怖が高所、先端、不潔などの外的対象に対するものであるのに反し、不安は内的矛盾から発する対象のない情緒的混乱です。動悸、胸内絞扼感、発汗、瞳孔散大などの身体的症状を伴う身体的不快感を苦悶といいます。神経症、更年期ないし初老期うつ病、脳血管性障害、アルコール中毒などにみられます。

○パニック
　反復する急性反応性の恐慌発作をいいます。特殊な状況や環境に限定されず、予知不能です。多くは、動悸、胸痛、窒息感、めまい、非現実感を

伴います。

○情動失禁

軽度の刺激で過度の感情を表出するもので、感傷的になって涙もろくなったり、笑ったり、怒ったりする状態です。表出の過度を自覚しても抑制できず、情動の調整がうまくいかないことをいいます。糞・尿の失禁になぞらえた表現です。認知症の老人・脳血管障害・脳器質疾患の患者にみられます。

○情動麻痺

驚愕、地震、戦争などの激しい精神的震撼のために、すべての感情が起こらなくなった状態をいいます。情動混迷ともいいます。ベルツ（E. Baelz ［1849-1913］）の提唱した言葉です。彼は生理学の東大教授をしていた内科医で、日本ではじめて「精神医学講義」をした人として有名です。在日中に大きな地震を経験し、この状態を実際に見たということです。情動麻痺は心因反応、解離性（転換性）障害（以前のヒステリー反応）の患者にみられます。ホッヘ（A. E. Hoche）は、すべての人はヒステリーになりうるとしています。

○情性欠如

高等な人間的感情すなわち情性を欠如した者を情性欠如者といいます。情性の乏しい者を薄情者または冷情者といいます。他者に冷淡、残忍、冷酷で、殺人、放火、強盗、強姦などの重大で凶悪な犯罪を犯す精神病質者です。

次に図2をご覧ください。

```
                    感情の鈍化

    ○ 感情の疎遠
        感情：受動的な自我の状態
        疎遠：自我の能動意識の希薄化
      離人症 Depersonalisation
        ・外界精神の離人症
            実在感喪失　知覚界疎遠
        ・自己精神の離人症
            自己の存在感の希薄化
            自己の実行意識の希薄化→させられ体験
        ・身体精神の離人症
            自己身体所属感の障害
    ○ 感情の荒廃　感情鈍麻が最初の特徴
        情意鈍麻 → 情意荒廃（無為　無感情　無関心）
```

図2

○感情の疎遠

　体験における感情的共感の薄れた状態です。楽しいも悲しいもぴんとこない、喜怒哀楽ばかりでなく、その他あらゆる感情が自己から疎遠となり、世の中が味気なく索漠としています。感情は自我の状態ですから、感情の疎遠とは自我の実行性意識または存在意識の低下した状態ともいえます。

　離人症（depersonalisation）の personalize とは「人間とする」・「人格化する」の意味で、de は離れるの意味ですから、depersonalisation とは人格化することから離れたということ、すなわち人格化喪失（離人症）です。外界精神、すなわち知覚の上に起こると現実感喪失となり、外界を正しく知覚しているのに、自分からかけ離れていてぴんとこない、自分との間に隔たりがありヴェールがあるように感じたりします。

　自己精神の上に起こると、自分が自分でないように感じられ、自己の存在感が稀薄化します。また、本当に自分がやったという気がしないなど、

自己の実行性意識に稀薄化が起こります。実行性意識がなくなってしまうと「させられ体験」に移行することになります。

身体精神の上に起こると、これが本当に自分の手のような気がしない、本当に自分の足で立っているような気がしないなど、自己身体所属感の障害となります。感情の疎遠は神経症やうつ病にみられますが、統合失調症の初期にもみられるので、鑑別が大事ということになります。

○感情の荒廃
「周囲の事柄に対して持っていた新鮮な興味や、細やかな愛情が次第に失われていく」となると、感情鈍麻の始まりです。感情と欲動は表裏一体で切り離せない関係にあり、欲動低下が進むにつれて、感情鈍麻もひどくなります。生活に気力がなくなり、職業、ひいては趣味や娯楽に対しても熱意や関心が薄れていきます。

こうした情意鈍麻の進行速度は症例ごとに異なります。統合失調症では、幻覚・妄想・滅裂思考・緊張病症状を陽性症状、思考の貧困化と感情と欲動の鈍化を陰性症状といいます。派手な陽性症状の出没にとらわれず、陰性症状の進行具合に注目することが大切です。

末期とされる情意荒廃の状態では、患者は無為自閉の生活を送り、無関心・無感情な荒廃状態となります。身体管理にも無関心で、だらしなく不潔にしていても平気で、食事にも無関心となり、上げ膳下げ膳の状態になりやすいのです。感情は平板化して退屈も感じない、同室者が首を吊って自殺していても全く関心を示さない、こうした情意の荒廃状態に至らしめないために、また情意荒廃から回復させるために、何ができるかが大変な問題なのです。

欲動とその異常

　欲動とは心的なものと身体的なものとの間の境界概念です。そして生体内部に欲求や緊張をもたらす本能的な力です。感情が精神機能の受動的側面であるというならば、欲動は精神機能の能動的な側面といえます。欲動が発達して2つ以上の欲動から1つを選択する意志になると、それに従った運動は行為といいます。

　図1をご覧ください。まず一般的欲動の異常を説明します。

一般的欲動の異常

○発動性昂進

　欲動の昂進によって意志行為が促進された状態をいいます。「感情とその異常」の項で述べた昂揚気分と一体となって現れます。臨床的には多弁、多動の状態としてみられ、転動性昂進が気づかれます。躁病性興奮において典型的にみられますが、進行麻痺、てんかん、興奮型精神遅滞の興奮時にもみられます（精神遅滞は臨床的に遅鈍型と興奮型に分けられます）。

○心迫

　了解できるような動機がなく、強い欲動の起こることをいいます。

　　　　作業心迫　→　行為心迫　→　運動心迫

に分けられますが、右にいくほど要素的となり、心迫の程度が重くなります。心迫は躁病性興奮状態のときにしばしばみられます。徘徊症、放火症、窃盗症、発作性大酒症などの欲動行為と呼ばれるものは、一定の欲動の満

欲動の異常

```
        ┌ 感情（受動的側面）
    心 ┤                              欲動 → 意志 → 行為
        └ 欲動（能動的側面）
```

○ 一般的欲動の異常
　　　発動性亢進（多弁、多動、転導性亢進）
　　　心迫（運動心迫、行為心迫、作業心迫）
　　　強迫行為（不潔恐怖の手洗いなど、汚言）
　　　抑制（発言の渋滞　決断の逡巡）
　　　発動性低下（意欲減退→無為）

○ 原始欲動の異常
　　　食欲異常
　　　　　無食欲（神経性無食欲症）
　　　　　過食　　（神経性大食症）
　　　　　異食
　　　性欲異常
　　　　　性対象の異常
　　　　　性目標の異常
　　　睡眠の異常

図1

足に向かって進む行為ですが、やはり心迫行為と解され、てんかん、解離性（転換性）障害（以前のヒステリー）、脳炎後の性格変化、精神病質者に多く現れます。

○強迫行為

　その不合理性のばかばかしさをよく自覚しているのに、どうしようもなくくり返してしまう行為をいいます。本人はその行為を抑制しようとして、不快感を伴います。不潔恐怖のために手をくり返し洗う、戸締まりが気になって何回となく確かめにいく、階段を上がるとき段数を数えないと

気がすまない（計算癖）、などです。緊張した場面で、ことさら卑猥な言葉を口にするのを汚言といいますが、これも強迫行為の一種です。

○**発動性低下**

意志行為の自発的発動が少なくなって、意欲減退の状態となり、さらに進んで終日何らなすことなく過ごして退屈を全く感じない状態になると、無為の状態といいます。感情の荒廃と一体となって現れ、統合失調症の重度欠陥状態および荒廃状態にみられます。

○**抑制**

欲動から意志行為にいたる過程が、全体にブレーキがかけられたように制止された状態です。臨床的には言語の渋滞、決断の逡巡となってみられ、うつ状態に特徴的です。患者の思考は堂々めぐりするとの訴えが多く、休養・入院などの家族や医師の勧めにも決断できなくなりますので、代わって決定することが必要になってきます。

次に原始欲動の異常について説明します。

原始欲動の異常

○**食欲異常**

うつ病のときには消化器の機能が低下しますので、食欲は減退するのが普通です。摂食障害（ICD-10 F50）の代表として、神経性無食欲症、神経性過食［大食］症があげられていますので、以下に順次説明します。

神経性無食欲症

思春期やせ症ともいわれ、多くは思春期の女性に現れます。無食欲とともに無月経となるので、下垂体悪液質シモンズ症候群（Simmonds' syndrome）との鑑別が必要です。下垂体悪液質では恥毛がなくなりますが、本症ではなくなりません。太りたくない、妊娠したくない、成人したくないなどの隠れた悩みがよくあります。不食のため極度にやせているにもかかわらず、せっせと仕事したり勉強したりして疲れない、仮性心迫の状態を示します。母性愛の欠如または父性愛の欠如などが病因であるとの説もありますが、成熟拒否、女性性の否定が背景にあることは確かのようです。

神経性過食症

食料不足の頃にはありませんでしたが、無食欲とは逆に過食になる例です。大食（bulimia）あるいは、気腫らし食い（binge eating）と呼ばれる特異な過食エピソードが頻発します。隠れ食いもみられます。制御しがたい激しい食欲におそわれ、短時間に大量の食物を貪食します。その後過食を悔い抑うつ的となったり、自己誘発的に嘔吐したり、下剤使用がみられます。家庭内対人葛藤や愛情の欠如に問題があるといわれます。過食しては吐きまた過食するという摂食異常は、統合失調症にもみられ、下垂体視床下部疾患にもみられるので注意が必要です。

異食

人では通常食べない物（卵の殻、紙など）を食べることをいいます。統合失調症では針や釘、ときには腕時計などを食して問題となります。

○性欲異常

うつ病では食欲とともに性欲も減退します。性欲の昂進は男性ではサチリアージス（satyriasis）、女性ではニンフォマニア（nymphomania）といいますが、以下に述べる倒錯がない限り精神医学的に問題はありません。

・性対象の異常（imversion）

同性愛には、発達期同性愛（思春期の女子学生など）と状況性同性愛（寄

宿舎、兵営、船内生活、修道院、刑務所）とがありますが、真の同性愛を体質性同性愛といいます。同姓愛のほかには小児性愛、老人性愛、動物性愛（獣姦）、死体性愛、フェティシズム（性愛の相手の身体の一部や服飾品に対する性愛）などが性対象の異常としてあげられます。

・性目標の異常（perversion）

性行為の異常といってもよいでしょう。露出症、窃視症、サディズム（性対象に苦痛を与えることに快感を感じるもので、語源はMarquis de Sade侯爵）、マゾヒズム（性対象から苦痛を与えられることに快感を感じるもので、語源はS. Masochという作家）などがあります。意志薄弱者、無情者、昂揚者などの性格異常者（「性格異常と神経症」で説明します）は性欲を抑制し難く、こうした性目標の異常に走りやすいのです。また精神遅滞、脳炎後性格変化、認知症老人では、抑制喪失のために現れやすいのです。

○睡眠障害

睡眠覚醒障害の分類については、DSM-IV-TR、ICD-10を含めて5種類ほどありますが、ここでは詳述を避けます。

不眠ですが、臨床的には睡眠薬の選択にも関係して、入眠障害か睡眠の持続が悪いのか、途中覚醒かを確かめることが大事です。神経症性の不眠は概して入眠障害が多く、うつ病の不眠は入眠、持続とも不良で、熟眠感がなく、早朝覚醒が特徴的です。

生体リズムとして、成人では1日1回の睡眠（単相性睡眠）が普通ですが、子どもの頃は多相性睡眠（1日に何回も寝る）です。老人になると再び多相性睡眠になる者が多くみられます。

夜間睡眠中に10秒以上の換気停止のエピソードを反復するのを睡眠時無呼吸症候群と呼び、治療の対象となります。軽度の肥満とこの症候群を呈するピックウィック症候群（Picwickian syndrome）があります。患者は睡眠時に肥満のため、上部気道の閉塞により無呼吸になります。そして

断眠のため昼間の眠気となるのです。

　睡眠過剰（過眠）は自覚的または行動上で耐え難い眠気や過剰な睡眠傾向を示し、覚醒状態を保たなくてはいけない時や場所でも、完全な覚醒状態が保てない状態をいいます。心因性のものを含めた機能的なものと、外因による器質的なものがありますが、原因の明らかでないものが多いといえます。周期性傾眠症は思春期の男性に好発し、数日間から1カ月近く持続する傾眠状態のエピソードをくり返します。成人期には自然に治癒します。間脳を中心とする睡眠覚醒調節中枢の調節障害が病因として推定されています。

　ナルコレプシーは睡眠発作（昼間に起こる短時間の睡眠）を持つ病気で、情動性筋緊張消失（驚きや笑いなどの情動に誘発され全身の力が抜けるカタプレキシー（cataplexy））や入眠時幻覚を示します。15〜20歳で発病する本態性のものと、頭部外傷、脳炎後遺症、脳腫瘍などによるものがあります。

緊張病症状群

　図2をご覧ください。緊張病症状群は、正常人にはみられない意識障害のない精神運動障害の一種で、一方では解離性（転換性）障害者（かつてのヒステリー）が示すような有意的行為の異常に似ていますが異なり、他方では神経疾患による運動障害のように見えますが、それとも異なります。緊張はカタトーン（kataton）を訳した言葉で、緊張するとか緊張感などの言葉の意味とは無縁です。緊張病の発見者であるカールバウムが、梅毒疾患である進行麻痺の患者の麻痺に対して、身体の堅さが目立つゆえの命名であろうとの説もあります。

```
          緊張病症状群
     意識障害のない精神運動障害である
     有意的行為（意志）の異常ではない
     運動機能（神経機能）障害でもない

   ひそめ眉      語唱         拒絶症（拒食・拒薬）
   しかめ顔      無言症       従命自動症
   ひねくれ症    無表情       常同症（言語・動作）
   わざとらしさ  反響（言語・動作） 常同姿態
     ○ 緊張興奮
     ○ 緊張昏迷（亜昏迷）         カタレプシー・蝋屈症
```

図2

・ひそめ眉

　正常人は難しいことを考えるときに眉をひそめますが、全くそういう動機なしに眉をひそめた状態です。

・しかめ顔

　正常人は嫌なことがあると顔をしかめますが、そうした動機を欠いています。

・とがり口

　不平、不満といった動機なしに、口をとがらせています。

・ひねくれ症

　状況にそぐわない言葉、姿態、身振り、服装、動作などです。右足と右手・左足と左手を同時にあげて歩いたり、手を不自然な形にねじっていたりします。

・わざとらしさ（衒奇症）

　芝居じみた奇矯な態度で、はっきりした動機がなく、不自然な印象を与える言動をいいます。ひねくれ症をふくめてもよいでしょう。上着の上からワイシャツを着ていたり、丁寧すぎるのか軽蔑しているのかわからぬよ

うな仰々しい挨拶をしたりします。

・常同症

同一の運動、言語を反復することです。座位のとき、両手で大腿部を前後に何度も何度もこする運動をしている。この常同運動は、病歴の長い統合失調症の患者でよくみられます。同じ姿勢のままで動かないのを姿態常同性といいますが、こちらは逆に初期の統合失調症に多くみられます。同じ文字や単語を、何十となく書き綴ったノートを見ることがよくあります。

・語唱

言語のコミュニケーションあるいは情報伝達の機能が失われ、単語、単文、語の組み合わせなどが自動的に湧出して、常同的・機械的にしゃべる場合をいいます。念仏のような無意味な言葉を続けて唱えたりします。緊張型統合失調症の他、もうろう状態のとき、重度精神遅滞などにも現れることがあります。

・衝動行為

行動や行為を突然に起こすことをいい、その原動力はしばしば自覚されません。ときに幻覚やさせられ体験に支配されて衝動行為に及ぶことがあります。廊下を歩いていて、突然窓ガラスを割るとか、突然足に熱湯をかけて自傷行為に及ぶなどです。

衝動行為は突然に起こり突然に終わるので、予測不能であることが多いのです（爆発行為の場合は、徐々に緊張が高まっていくので、ある程度予測ができます。終了後も尾を引きながら収まっていきます。時系列を頭に入れて区別すれば、よくわかります）。

・拒絶症

働きかけを理由なく拒否することです。立てといえば座り、座れといえば立つ。食べさせようとすると顔をそむけるなどです。拒食や拒薬は本症のためであることもありますが、幻覚や妄想によることもあります。

拒絶症に遭遇した場合、焦らずに待っていると、自然に次の従命自動に変わることがあるのを、熟練した看護師はよく知っています。ランゲ（J. Lange）は教科書の中で、緊張病症状群にはかすかにでも拒絶症の傾向がみられると書いています。

・従命自動（命令自動）

　過度の被影響性であって、命令・指図に対して自動的に生じる従属性をいいます。ついて来なさいといえば、そのとおりついて来る。口を開けてといえば口を開けます。現象的にみれば、拒絶症と対照をなします。

・反響言語・反響動作

　エコー（やまびこ）のように同じ言葉が返ってきます。「では診察しましょう」というと、「では診察しましょう」といいます。手をかざすと、同じように手をかざします。北海道大学で内村教授と秋元助教授は、アイヌのイムを研究しました。アイヌの若い女性の前に、「トッコニ」（蛇の意）と言って紐を投げ出しますと、その時から拒絶症・従命自動・反響症状がみられるようになります。こちらへ来いと手招きすれば後ずさりし、向こうへ行けと手で追いやると近づいてきます。手をたたいてパアとひろげると、鏡に映したように真似て同じ動作をします。こうした緊張症候群が原始民族でみられることに意味があるといいます。反響症状は２歳くらいの小児や精神遅滞の人でもみられます。

・無言症

　構音筋の麻痺がなく、失語症でもなく、意識障害がないのにしゃべらないことをいいます。反抗のためでなければ、自閉症などで自発性の障害がある場合、拒絶症の現れである場合、次に述べる緊張昏迷の場合などが考えられます。

〇**緊張興奮**

　動機不明の増動状態で、滅裂行動あるいは滅裂運動が現れます。例えば

演説の身振りをして、滅裂な言語を口走る。でんぐり返って立ち上がり、メーと羊の鳴き声を出すなどです。ひっくりかえったり、手を振り回したり、いきなり握手を求めてきたり、挙手の礼をしたり、最敬礼したりします。概して無表情で動作は固くぎこちなく、行動よりも言語の興奮が目立つ例が多くみられます。

○緊張昏迷

　無感情な減動状態で、意識障害はないのに、自発的にも促しても動かず、硬い姿態で無言・無動でいます。つねっても針でついても反応しません。しかし昏迷が解けたときに、周囲の状況をよく認識していたことがわかります。看護にあたる者は、昏迷の患者さんの前で不注意な言動をしないように心がけるべきです。昏迷中は、次に述べるカタレプシーや蝋屈症を示すことが多くみられます。

・カタレプシー

　受動的にとらされた体位を保ち続けることをいいます。腕をもち上げて放すと、いつまでも上げたままでいます。脈を取り終わって、そっと手を離すようにするとカタレプシーの有無を検するのによいといわれます。

・蝋屈症

　首を片方に曲げてやるとそのままでいます、足を上げて放せば　そのままでいる、といったように、まるで蝋細工されている人形のような状態を蝋屈症といいます。カタレプシーのひどい状態であって、緊張昏迷のときに現れます。

　緊張興奮と緊張昏迷の発現や終了は比較的急であり、両者は急に交代して現れたりします。

意識障害と症状性精神障害

　ここでいう意識とは、政治意識とか美意識というような特定のものではなく、現在の瞬間における精神生活の全体をいいます。意識清明とは、外界と自己を正しく受容できている状態です。意識障害とは低次の知覚機能が障害された状態をいいます。自我障害は高次の認知能力のみの障害であるので、意識障害ではありません。また昏迷（Stupor）は意志を表出する能力は障害されていますが、外界と自己を受容する能力は保たれているので意識障害ではありません。

　意識障害の図をご覧下さい（図１）。意識障害には発作性と持続性とがあり、前者はてんかんなどにみられ、後者は症状性精神障害（身体疾患のときの精神障害）のときにみられます。

意識障害

発作性意識障害

○ 強さの変化 - - - - - 意識混濁

　（基本型）単純な意識混濁
　　◎ 明識困難状態
　　◎ 昏蒙
　　◎ 傾眠
　　・嗜眠
　　・昏眠
　　◎ 昏睡

持続性意識障害

○ 広がりの変化 - - - - - 意識狭縮

○ 方向の変化 - - - - - - 意識変容

　（特殊型）
　　◎ アメンチア　　思考の散乱
　　　　　　　　　　困惑
　　◎ せん妄　　　　活発な内的興奮
　　　　　　　　　　錯覚　幻覚
　　◎ もうろう状態　発作性　健忘
　　　　　　　　　　激情の内在

図１

意識障害

　意識障害には強さの変化と、広がりの変化と、方向の変化とがあります。意識活動の場を舞台にたとえると、強さは照明の明るさであり、広がりの狭くなった状態はスポットライトに、方向の変化は場面が舞台裏や舞台の袖に移されて、その内容が変化したことにたとえられるでしょう。それぞれを意識混濁・意識狭縮・意識変容と呼びます。
　まずは基本型である単純な意識混濁について述べます。

○明識困難状態

　明識不能状態ともいいます。意識の清明性がごく軽く低下した状態をいいます。注意の集中と持続が困難で、思考のまとまりが悪いが、見当識障害はありません。原田憲一氏は、症状性精神障害では「軽い意識混濁」をみとめ、単語の言い間違い、連続暗算の障害、細かい気配りの喪失を特徴としてあげています。

○昏蒙

　意識の清明度が軽く低下した状態をいいます。応答に際し理解がわるく、ぼんやりしています。呼びかけたり刺激すれば覚めてきますが、注意は固定しにくく、またすぐにぼんやりしてしまいます。自発的言動はなく、意欲や感情の動きに乏しく、見当識の保持は困難です。失禁がみられたりします。

○傾眠

　これは睡眠に入ろうとする傾向の強くなった状態をいいます。大きい声で呼ぶとか、肩を強くゆさぶったりして、相当強い刺激を与えれば、断片的な応答が得られますが、放置すると睡眠様の状態にもどってしまいます。

・嗜眠

傾眠より重く、昏睡より軽い意識混濁です。睡眠様の現象が前景です。傾眠と同様に、強い刺激でようやく覚醒しある程度の反応を示しますが、すぐに元にもどってしまいます。

・昏眠

昏睡の前段階または昏睡よりの回復期に現れます。わずかな呼名反応があるのみです。

○昏睡

最も高度な意識混濁です。四肢・躯幹の自発運動が消失し、筋緊張が消失し、大小便の失禁があります。褥瘡ができやすく、痛覚刺激に対する逃避反射も喪失し、対光反射・脊髄の反射機能は減弱ないし消失します。眼瞼の緊張も失われ、被動的に開眼しても抵抗はありません。眼球は共同偏視のない限り、床に対して垂直上方に向きます（人形の目現象）。

以上のようにドイツ精神医学では混濁の程度を細かく分けていますが、臨床的には中等度の混濁は、経過上相互に移行することもあって、細分する必要はあまりありません。昏眠（sopor）だけを中等度混濁に当てている人もいますが、英語圏でははじめから細分しません。意識の中等度混濁を昏迷（stupor）と呼んでいるので注意が必要です。ドイツ精神医学では、昏迷（stupor）は意識障害ではなく、外的刺激はわかっているのに、これに応じる意志の発動がない状態をいいます。

次に、意識障害の特殊型について説明します。

○アメンチア

ごく軽度の意識混濁に、意識の狭縮と変容が加わった状態で、思考の散乱と困惑を特徴とします。混濁度が軽度のため、自身の認識障害と思考の

散乱が、意識されて困惑している状態です。急性伝染病の熱性せん妄から回復したときなどに現れます。外界の認識不全と自己認識が不確かなため、一体どうなっているのかなあと不思議がっている状態です。アメンチアは、産褥精神病に典型的に現れるといいます。

アメンチア（amentia）には日本語訳がないのですが、ラテン語でaは否定 mens は知性を意味し、英国ではアメンチアは軽症の精神遅滞のことをいうので注意が必要です。

○せん妄

軽度ないし中等度の意識混濁に活発な内的興奮が加わった状態をいいます。無秩序な観念や空想・妄想・錯覚・幻覚がつぎつぎと浮かびあがり、感情的には不安・苦悶におそわれ、運動興奮の激しい状態となります。身もだえしたり、手をまさぐったり、起きあがって裸で飛び出したりします。患者がもとの職業に応じて演説のまねをしたり、普段の作業のまねをしたりするのを作業せん妄と呼びます。視覚性の場面的な錯覚・幻覚が特徴的で、絵巻物を見るような体験となります。脳器質性疾患の患者、認知症患者は夜間に起こすことが多く、夜間せん妄といいます。アルコール精神病である振戦せん妄では、小動物が群をなしてうごめいている、あるいはぞろぞろと這っているなどの幻視が多く現れます。後で妄覚の一部は思い出せますが、部分健忘を残します。

DSM が汎用されるようになり、アメンチア・もうろう状態・夢幻状態などの意識変容を代表する用語として「せん妄」が使われているので、厳密性を求める上からも注意が必要と思います。

○もうろう状態

意識変容の始まりと終わりが、かなりはっきりしています。意識野が急速な狭縮をきたし、平常の意識の流れが断たれ、突然別の内容を持つ意識

```
┌─────────────────────────────────────────────────┐
│              症状性精神障害                      │
│                                                  │
│  全身疾患または脳以外の器官疾患による            │
│     特徴  1．病像の消長が原因疾患と平行         │
│           2．意識混濁を中心とした意識障害       │
│                                                  │
│  ┌ 必須症状・・・脳の非系統的侵襲による         │
│  └ 任意症状・・・個人の素質・病因の選択作用（G. Sterz）│
│                                                  │
│  外因反応型（Bonhoeffer）                       │
│        意識障害明瞭          意識障害不明瞭     │
│        1）昏蒙              5）幻覚症           │
│        2）せん妄            6）健忘症候群       │
│        3）もうろう状態      7）過敏情動衰弱状態 │
│        4）アメンチア                            │
└─────────────────────────────────────────────────┘

図2

に変わります。混濁の程度が浅いと異常行動が目立たず、分別もうろう状態といいます。まれに長期間の旅をしたなどの例が報告されています（しかしこの間のことは覚えていません）。てんかんの発作型の1つとして現れ、もうろう発作と呼ばれます。また、てんかん大発作の後にもうろう状態になることが多くみられます。もうろう状態は心因性にも現れます。アルコールなどの薬物起因性のものもあります。激情を内在していることがあって健忘を残すので、精神鑑定の対象になりやすいです。

## 症状性精神障害

　次に症状性精神障害にふれます。全身性または脳以外の器官疾患による精神疾患に現れます。(1) 急性伝染病、(2) 代謝疾患、自家中毒、一般内科疾患、(3) 内分泌疾患の際の精神障害です（中毒性疾患は除外する分類もありますが、急性中毒は該当します）。慣用の分類では外因性精神障
```

害にふくまれます。ICD-10では症状性を含む器質性精神障害（F00-F09）に分類されています。症状性精神障害の表をご覧下さい（図2）。病像の特徴として、その消長が原因疾患と平行すると、意識混濁を中心とした意識障害があげられています。シュテルツ（G. Sterz）は個人の素質・病因の選択作用を任意症状としてあげていますが、脳の非系統的侵襲による必須症状に着目して、ボンヘッファー（K. Bonhoeffer）は外因反応型として、表に掲げた7つの症状をあげました。意識障害不明瞭な症状を解説しましょう。

幻覚症

意識障害があまり明瞭でなく、幻覚の著しい場合で、幻聴が多く、自分が脅迫されているとか、追跡されているという内容が多いので、統合失調症との鑑別が必要になります。

健忘症候群

記憶とその異常で述べた、記銘力障害・健忘・失見当・作話からなる症候群です。

過敏情動性衰弱状態

光や音に対する感覚過敏があり、不安、いらだち、易怒、情動不安定などの感情刺激性を示し、疲労性、集中困難、注意散漫などの衰弱状態にある場合をいいます。いわゆる神経衰弱状態です。

最後に内分泌異常による精神障害を表に示しておきました（図3）。急性または重症の場合は外因反応型を、慢性の場合は気分・情動の慢性的変調と欲動の変化をきたします。

別に救急などで使うのに便利な3・3・9度方式による意識障害の分類（Japan Coma Scale, JCS）を示しておきます（図4）。

内分泌異常による精神障害

急性または重症の内分泌障害
  外因反応型
    a. 意識障害
    b. 幻覚症
    c. 健忘症候群

慢性の内分泌障害
  内分泌精神症候群
    a. 気分・情動の慢性的変調
    b. 意志発動の全体的・部分的低下
    c. 下級欲動（食・性・眠）の変化

図3

3・3・9度方式による意識障害の分類

Ⅰ　刺激しないでも覚醒している状態（1桁で示す）
 1．意識清明とはいえない。　　　　　　　　　　　　（ 1）
 2．見当識障害がある。　　　　　　　　　　　　　　（ 2）
 3．自分の名前・生年月日が言えない。　　　　　　　（ 3）
Ⅱ　刺激すると覚醒する状態（2桁で示す）
 1．呼びかけで容易に開眼する。　　　　　　　　　　（ 10）
 2．痛み刺激で開眼する。　　　　　　　　　　　　　（ 20）
 3．痛み刺激を加えつつ呼びかけをくり返すと、
  かろうじて開眼する　　　　　　　　　　　　　　（ 30）
Ⅲ　刺激しても覚醒しない状態（3桁で示す）
 1．痛み刺激に対し、払いのけるような動作をする。　（100）
 2．痛み刺激で、少し手足を動かしたり顔をしかめる。（200）
 3．痛み刺激に反応しない。　　　　　　　　　　　　（300）

図4

中毒性精神障害

中毒を起こす物質にはいろいろありますが、以下のように分類されます。

［産業化合物］：一酸化炭素・有機溶剤・有機水銀・鉛・マンガン・砒素
［嗜好品］　　：アルコール・ニコチン・カフェイン
［医薬品］　　：麻薬・覚醒剤・大麻・幻覚剤・睡眠剤・向精神薬・抗てんかん剤・ジギタリス・降圧剤

精神科的には依存性を生じる物質が主な問題となります。ICD-10 では「精神作用物質使用による精神および行動の障害」に分類されています。ここでは問題の多い麻薬・アルコール・覚醒剤・揮発性溶剤の中毒に触れておきます。

◎麻薬中毒

アヘンアルカロイド（アヘン、モルヒネ、ヘロイン、コデイン）などの中毒ですが、病院での麻薬管理は厳重ですので、一般の人が手に入れることは困難です。したがって医師、獣医師、薬剤師、看護師およびその家族の中毒が問題になりやすいのですが、違法購入も刑法上の問題になります。

本来鎮痛の目的に使われるのですが、「心の奥に沈潜する孤独な悦楽」をもたらすことから、依存性を生じやすいのです。その使用により、「社会的不快、不安、苦悶、ゆううつ、寂寞などの感情をすべて霧消し、自己の欲望が思いのままに満たされるような夢想の世界に遊ぶ感に浸る」ということになります。

離脱症状（以前は禁断症状といいました）は「自律神経嵐」と呼ばれます。流涎、鼻汁分泌、発汗、熱感、悪寒、動悸、下痢などの激烈な症状の

ほか、全身の不快感や疼痛が現れ、不眠となります。まれに、四肢や全身のけいれんまたは虚脱をきたすのですが、生命の危険はありません。離脱症状の激しさのため、自ら薬を断つことはまったく不可能です。入院治療の絶対的適応です。ただし、届け出が絶対に必要な条件になります。外科勤務の看護師長がモルヒネのアンプルの残りを集めていた例もあり、厳重な管理が必要です。

◎アルコール中毒

図1をご覧下さい。

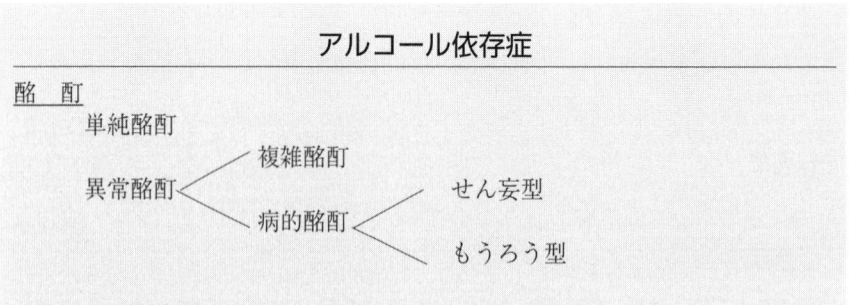

アルコール依存症

酩酊
　　単純酩酊
　　異常酩酊　複雑酩酊
　　　　　　病的酩酊　せん妄型
　　　　　　　　　　　もうろう型

人格素因と環境素因（家庭・職場）

離脱症状
　　身体的：手指振戦、全身発汗、心悸亢進などの自律神経症状・てんかん
　　精神的：強度の不眠・せん妄・幻覚症

アルコール性臓器障害
　　肝臓障害・高血圧症・胃潰瘍・膵臓障害（糖尿病）・
　　末梢神経障害（アルコール多発神経炎・アルコール偽脊髄癆）
　　ウェルニッケ脳症（急性出血性上部灰白質炎）

アルコール精神病
　　振戦せん妄（delirium tremens ＝ d. t.）・アルコール幻覚症・
　　コルサコフ病・嫉妬妄想

図1

○単純酩酊

少量の飲酒により、顔面紅潮、心悸亢進、吐き気、嘔吐、頭痛、かゆみ、発汗などの症状を示す者をアルコール不耐症といいます。不耐症の人は別にして、アルコールに強い人、弱い人がいますが、吸収・排泄の速度の違いなどによるもので、単純酩酊の精神身体症状は、血中濃度できまります。

精神身体症状	血中濃度（mg/dl）
適度の酔い（高次の抑制が取れて）	10 ～ 50
運動失調・言語障害	50 ～ 100
短絡反応	200
泥酔状態	300
昏睡の危険	400

体内に入ったアルコールは下記のように代謝されます。

CH_3CH_2OH → CH_3CHO → CO_2 + H_2O
ethylalcohol　acetaldehyde　　↑
　　デハイドロゲナーゼ（dehydrogenase）という酵素

アセトアルデヒド（acetaldehyde）が 0.2 ～ 0.8 mg/dl 以上になりますと、呼吸数・脈拍数とも上昇し、吐き気や頭痛がして、顔面が紅潮します。不耐症の人もそうです。東洋人はデハイドロゲナーゼ（dehydrogenase）が少ないので、このようになりやすく、オリエンタルフラッシュ（oriental flash）といいます。抗酒薬のアンタビュース（disulfiram）やシアナマイド（cyanamide）はアセトアルデヒドの分解に必要な酵素を阻害して、上記のような不快な体験をさせ（飲酒試験をしてもらいます）、治療するのに用いるのです。

アルコール依存症は、ICD-10 によれば「アルコールの反復使用の後に発展し、典型的には、アルコールを摂取したいという強い渇望があり、そ

の使用について制御が障害され、有害な結果があるにもかかわらず持続して使用し、その他の活動や義務よりアルコールの使用に一層の優先権を与え、耐性の増加と、ときには身体的離脱状態を示す。このような者をアルコール依存者という」となっています。

○異常酩酊
複雑酩酊と病的酩酊に分けられます。酩酊犯罪の場合、刑事責任能力を減免されることがあります。

・複雑酩酊
単純酩酊とは生気的興奮の強度と持続において異なりますが、質的な相違は認められません。基底気分は易怒的刺激的で、抑うつや不安を混合し、興奮が甚だしく強く、しかも長く続きます。行動と環境とは有意味的で了解関連は保持されています。ときには人格異質的な行為が生じることもありますが、見当識は保たれており、完全な健忘を残すことはありません。

・病的酩酊
比較的少量の飲酒で、せん妄やもうろう状態のような意識障害をきたし、不安、恐怖、激怒からの多動、粗暴、狂暴な精神運動興奮を生じ、後に健忘を残します。酩酊犯罪を起こしやすい状態です。精神病質、てんかん、器質性精神障害が原因のことがあります。

○振戦せん妄
ICD-10 では、せん妄を伴う離脱状態（F-10.4）に分類されています。アルコール摂取を中止または減量してから1週間以内に起こります。意識変容をきたし、精神運動興奮の状態となり見当識を失い、幻覚妄想状態となります。すなわちせん妄状態となるのです。自律神経機能が亢進し、頻脈となり発汗がみられます。全身の粗大な振戦が必発します。幻覚は群をなして現れる小動物の幻視が多くみられ、妄覚（妄想・幻覚）は夜間に著

しくなります。数日間続きますが、深い睡眠から醒めて回復することが多く、振戦せん妄をくり返しているうちに、コルサコフ症候群に移行することがあります。

○アルコール幻覚症

ウェルニッケ（C. Wernicke）が最初に記載しました。アルコール依存症者に、大量飲酒に引き続いて急激に発症します。初期には要素幻覚が現れることもありますが、やがて明瞭な言語性幻聴が前景をしめるようになります。幻視はまれですが、幻聴は脅迫的・敵対的内容のものが多いので、統合失調症との鑑別が問題となります。意識障害はないか、あっても軽度です。数日ないし数週で、幻覚は自然に消えます。一部に慢性型に移行し、妄想が系統化するものがあります。

○コルサコフ（精神）病

コルサコフ（S. S. Korsakov）によって記載された病像です。慢性アルコール中毒の患者で、多発性末梢神経炎を合併し、健忘症候群（記銘力障害・健忘・失見当・作話）を示すようになったものをいいます。多くはウェルニッケ脳症（持続する激しい嘔吐やアルコール中毒に出現した第3脳室・第4脳室周囲の出血性脳炎で、ビタミンB1欠乏によるといわれる）に続発します。

○嫉妬妄想

アルコール依存症者に起こる特異な妄想です。妄想は嫉妬のみに限定し、他の妄想に発展することは少ないです。嫉妬に関連した言動以外は正常です。まれに疑惑が医師や警察官に及ぶことがあります。アルコールは性衝動を高めますが、性機能の低下のために性生活に不満足となり、嫉妬が生じる基礎となっています。夫婦の不和や配偶者の性交回避が重なり、

嫉妬妄想に発展するといいます。

◎覚醒剤中毒

　アドレナリン（adrenalin）、エフェドリン（ephedrine）に類似の化学構造を持つ、アンフェタミン（ベンゼドリン amphetamine（benzedrine））やメタンフェタミン（ヒロポン methamphetamine（philopon））の中毒です。比較的簡単に合成できるので、密造密売され問題となっています。交換神経末梢作用は少なく、中枢神経系の刺激作用があるので、眠気防止のために用いられました。第2次世界大戦末期に、夜間空襲の敵機を迎撃するため、戦闘機パイロットに使用され、その薬剤が戦後大量に余り、文筆家や芸能人そして学生までが使用するようになったのです。眠気とともに疲労感がとり除かれて爽快となるので、依存性が生じるのです。

　日本では1954（昭和29）年、20万人の中毒者・200万人の乱用者が出るにおよび、覚醒剤取締法の罰則が強化されました。以後鎮静化していましたが、1970年に第2次ブームが起こり、1994年第3次ブームのまま現在に至っています。中毒性精神障害として、統合失調症とまぎらわしい幻覚妄想状態をきたすので有名です。ただし、意欲減退の著しい例でも対人的に親和性が保たれている点は、統合失調症と異なります。離脱後にフラッシュバック（異常体験の再燃）が起こることも知られています。メタンフェタミンはナルコレプシー（narcolepsy 睡眠発作を持つ病気）の治療に用いられます。

◎揮発性溶剤中毒

　シンナー、ボンド、セメダインなどの有機溶剤や接着剤の蒸気を吸入して故意に酩酊することをいいます。「シンナー遊び」で知られていました。向精神作用の本体はトルエン（toluene）です。1963年頃、東京の新宿に集まる青少年たちの流用で全国に広まったといわれます。吸入により軽い

意識障害を起こします。「夢」といわれる夢幻様体験、白昼夢などにより依存性ができるのです。慢性中毒の症状として、多発神経炎、筋萎縮、失調が現れ、末期には無気力、怠惰な廃人（動因喪失症候群）となる恐ろしい予後をきたします。

　最近では睡眠剤や抗不安薬、あるいは向精神薬まで、その中毒が多くみられるようになり、問題がひろがりました。医師の過剰投与は慎まなければなりませんが、患者さんの乱用には十分注意をはらい、根気よい精神療法が必要となります。

器質性精神障害

　ICD-10では「症状性を含む器質性精神障害」の項目に分類されています。図1をご覧下さい。症状性精神障害は機能性の障害ですが、器質性精神障害は脳の解剖学的器質病変にもとづく精神障害で、非可逆的障害と考えてよいでしょう（従来、脳の神経細胞は再生しないといわれてきましたが、一部は再生することが認められています）。とはいえ、器質性精神障害の不可逆性は、症状性精神障害における意識障害に比べはるかに高度です。

　脳の損傷が局在的の場合は巣症状となります（病巣のできる場所により、決まった症状となります）。失語・失行・失認などの症状です。脳の損傷が広汎で慢性の場合は認知症になります。いずれの場合も脳器質性精神障害の場合は、人格水準の低下をきたします。その容態は図1のとおりです。

　認知症には脳血管性認知症、アルツハイマー型認知症があるのはご存じのとおりです。図2に鑑別診断の要点をあげておきました。次いで多いのはレビー小体型認知症（demenntia with Lewy bodies）で、認知機能の動揺性経過・くり返し現れる幻視・パーキンソニズムの3つの中核症状があります。

　その他に前頭葉と側頭葉の萎縮をきたすピック病などの変性疾患があり、知的障害より人格変化による異常行動がめだちます。これは初老期発病ですが、アルツハイマー病にも初老期型アルツハイマー病があり、頭頂葉後頭葉障害を示す者がいます。かつての老人痴呆は現在の晩発型アルツハイマー病にあたります。

　同じく初老期に発病するものに、振戦麻痺（パーキンソン病）があります。筋強剛、姿勢異常（前屈）、無動、小股歩行、突進歩行（前進や後退が普

器質性精神障害

症状性（機能性）→器質性（脳病変）
巣症状 ……… 脳の局在的損傷
認知症 ……… 慢性で広汎な病変
　人格水準の低下
　　知能 ……… 記銘弱・記憶障害→（健忘症候群）
　　　判断 …… 浅薄
　　思考 ……… 迂遠・保続・無反省的・具象的・即物的・
　　　邪推・曲解・被害的
　　情意 ……… ｜高等感情の減退　高位抑制の減弱
　　　　　　　｜欲動（意欲）の減弱
　　　上機嫌 ⇄ 不機嫌・易怒　感情失禁・行動緩慢・自発性減・
　　　衝動的・一方的自己中心・退行的・小児的依存性

図1

脳血管性認知症とアルツハイマー型認知症の鑑別診断の要点

	脳血管性認知症	アルツハイマー型認知症
発病年齢	50歳以後、加齢とともに増加	70歳以後に多い
性別	男性に多い	女性に多い
人格	比較的よく保持	早期より崩壊
認知症	まだら	全般性（びまん性）
感情	易変性、情動失禁	鈍化　平板化ときに上機嫌
身体愁訴	あり	なし
神経症状	あり（錐体路・錐体外路・巣症状）	少ない
経過	動揺性、階段的増悪	動揺なく、徐々に増悪
病識	晩期まで保持	早期より消失

図2

通に停止できない、他動的に押すと足が運べず倒れてしまう症状）、振戦が主な症状です。不活動なので知的障害にみられやすいです。病理学的には、中脳の被蓋と大脳脚の間にある黒核と橋の背部にある青斑核の変性です。パーキンソン症状は、抗精神病薬の副作用の錐体外路症状のひとつと

脳の領域と機能

2　顔面・口の運動
3　上肢の運動
4　躯幹の運動
5　下肢の運動

6　顔面の感覚
7　上肢の感覚
8　躯幹の感覚
9　下肢の感覚

中心溝
縁上回
角回
ブローカ中枢
視覚中枢
外側大脳裂（Silvii）
聴覚中枢
ウェルニッケ中枢

図3

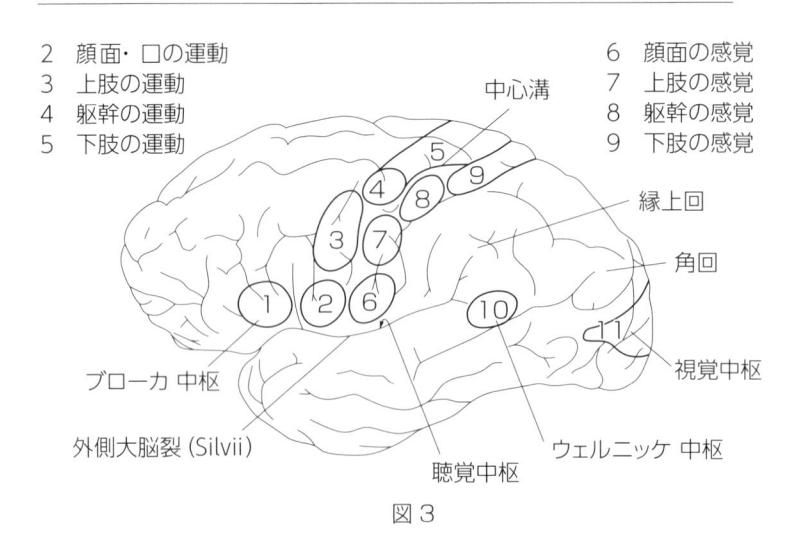

して現れやすいので、副作用どめの薬を併用することが多いのです。

　ハンチントン病（Huntington）は舞踏病様の不随意運動、人格変化、認知症症状を呈する常染色体優性遺伝性の疾患です。

巣症状について

失語症

　「巣症状」について説明しましょう。まず失語症ですが、言葉を聞いて理解できるが、自発的にしゃべることができないのを運動失語といいます。図3をご覧ください。左下前頭回の後部ブローカ（P. Broca）領域の病変で起こります。その逆で、自発的にしゃべれても話された言葉が理解できないのを感覚失語といいます。左上側頭回後部ウェルニッケ（C. Wernicke）領域の病変で起こります。しゃべれるといっても錯誤が多く、多弁になります。

ウェルニッケーリヒトハイムの模図

```
                    B  概念中枢
                      ○
      超皮質運動失語  ╱ ╲  超皮質感覚失語
                ×     ×
  運動性言語中枢  M ○────×────○ S  感覚性言語中枢
  ブローカ中枢       伝導失語        ウェルニッケ中枢
  皮質運動失語                       皮質感覚失語

  皮質下運動失語 ──×            ×── 皮質下感覚失語
  皮質下の運動中枢 M'●            ● S' 皮質下の感覚中枢
                  │              │
                  口              耳
```

図4

　失語症を理解しやすいように、ウェルニッケとリヒトハイム（L. Lichtheim）が模図を作っていますので、図4に掲げておきます。伝導失語というのがありますが、運動性失語中枢Mと感覚性言語中枢Sをつなぐ伝導路が破壊（×）されたために起こる失語症で、自発語も言葉の理解もできるのに、模倣語ができないという妙な失語です（例えば「今日はよいお天気です」と検者の言うとおりまねて言うことができないなど）。

失行症

　運動筋の麻痺がないのに行為が遂行できないのを失行症といいますが、これは頭頂葉に病変があるときに起こります。運動失行・企図失行（時間錯誤）・構成失行（空間錯誤）に分けられ、企図失行とも構成失行ともとれる着衣失行があります。

　戸を閉められない。ガスの元栓が閉められない（運動失行）。歯ブラシ

で髪をこすったりする（企図運動失行）。マッチをすって、口にくわえたタバコに火をつける行為ができなくなって、マッチを口にくわえ、タバコを箱にこする動作をする。これを企図失行といいます。大学工学部の教授が脳梗塞を起こして構成失行となり、知的障害はほとんどないのに、簡単な積み木の模倣試験ができなくなってしまった症例を経験しました。着衣失行では、ズボンを頭にかぶろうとしたり、ワイシャツに両足を入れようとしたりします。

失認症

　視覚障害がないのに、事物の認識ができないのを失認症といいます。後頭葉の病変で起こります。細かく分かれています。おじいさんとおばあさんが、川から拾ってきた大きな桃を割って、中から桃太郎が生まれてきて、驚いている場面を絵本で見せられた患者さんは、桃や桃太郎や、おじいさんおばあさんの顔や姿勢は見えているのに、どういう場面なのか全く理解できません。顔がわからないのを相貌失認・姿勢動作がわからないのを同時失認といいます。

　バリント症候群（R. Bálint）というのがあって、注視の精神麻痺、視覚注視の障害とならんで視覚失調があります。長針と短針を動時に見ることができない時計失認がふくまれます。そのほか半側空間無視、地誌的失見当、聴覚失認、触覚失認、身体失認、病態失認（麻痺半側を認めなかったり、失明を認めないアントン症状（Anton）など）、身体半側の無関知、身体部位失認（とくに手指失認）があります。手指失認や色彩失認は、指や名前の命名錯誤ではないかを確かめなければいけません。

　頭頂葉と後頭葉の移行部に障害が起こるゲルストマン症候群（Gerstmann）というのがあります。手指失認（人さし指、親指などがわからなくなる）、左右障害（右左がわからなくなる）、失算（簡単な計算ができない）、失書（文字が書けない）という症候群です。

頭部外傷によって起こる障害

　脳病変には頭部外傷の脳挫傷、脳腫瘍、血管障害、変性疾患、炎症に基づく脳炎などがありますが、交通事故に伴う頭部外傷が多いので、反動性傷害（contrecoup）について触れておきます。これは頭を打ったとき、その反対側の部分の脳に挫傷ができることをいいます。後頭部に打撃を受けますと、前頭極・前頭葉底面・側頭極・側頭葉底面に皮質反跳巣ができます。頭蓋骨に近接し、髄液も少ない場所なので起こりやすいのです。

　前頭葉底面、側頭葉底面は、終脳の発達の最後にできたところで、最も人間的な機能を分担している場所といわれています。ここが傷つくと、オッペンハイム（H. Oppenheim）のいう諧謔症（Witzelsucht）が起こります。表面的で空虚な爽快気分で、無批判な諧謔をまじえ、屈託なく冗談や軽口をとばし、自分の重大な症状を一向に気にしないという精神症状です。抑制の欠如から非社会的行動に走りやすいのです。

　ある学生が交通事故で同様の症状をきたし、もともとは内気なこの学生が、学長の所へ行って、冗談や軽口をたたいてきた。おかしいというので診察にみえましたが、この症例はすでに示談が済んでしまっていました。頭部外傷の後遺症として重要な症状ですが、気づきにくく、損害賠償の対象から漏れてしまう危険がありますので、心得ておいてください。同じような症状でふざけ症（モリア）というのがありますが、こちらの方は局在的意味はないといわれています。

　ついでですが、軽い頭部打撲でも、３週から３カ月後に歩行障害、片麻痺、頭痛、認知症状が現れてきたら、慢性硬膜下血腫を疑い診察を受けてください。高齢者やアルコール酩酊時の頭部外傷は忘れられていることが多いので、要注意です。

　頭部外傷によっててんかん発作が起こるようになることを、外傷性てんかんといいます。その他の脳疾患によっても、てんかん発作は起こりえま

す。これを症候性てんかんと呼びます。脳病変や身体疾患によらない遺伝規定性のあるてんかんは真性てんかんと呼びます。

老人の精神障害

　老人の精神障害はうつ状態や神経症をのぞき、アルツハイマー病をはじめ、脳変性疾患や脳血管障害に基づくものなど、ほとんどが器質性精神障害です。非器質性障害も含めて老人の精神保健には、特別注意を払わなければなりません。まず老人の感情と欲動の変化を見てみましょう（図5）。

　感情における弾力性の減弱と欲動におけるテンポの緩慢化が老人の特徴です。感受性が衰えていくのと同時に身体衰弱感が増すと不安感を生み、心気的になっていきます。そして抑うつ気分となり悲哀感が強くなると、不安は不信や猜疑心の気を帯びてきます。一方欲動の低下から好奇心が減ってくると、不信や猜疑心は被害的となっていき、孤独感が強まるにつれ、妄想的色彩を帯びてくることになります。また悲哀感と孤独感が強まると、

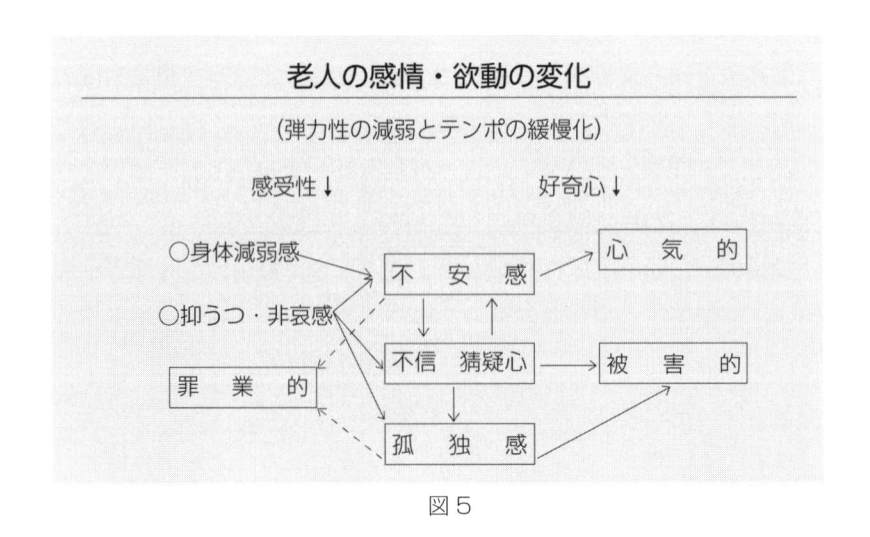

老人の感情・欲動の変化
（弾力性の減弱とテンポの緩慢化）

感受性↓　　　　　　　　　好奇心↓

○身体減弱感 → 不安感 → 心気的
○抑うつ・悲哀感　　↓↑
　　　　　　　不信 猜疑心 → 被害的
罪業的　　　　　孤独感

図5

老人の家庭的・社会的背景

個体	家庭	社会
身体 ┐ 　　├ 機能↓ 精神 ┘ 　　↓ 慢性疾患 個性↑	生活力↓ 性的魅力↓ 子成長・嫁姑・孫 主導性↓→依存性↑ →孤立化	文明・技術の進歩 老人－若者間の抗争 定年・退職 老人施設

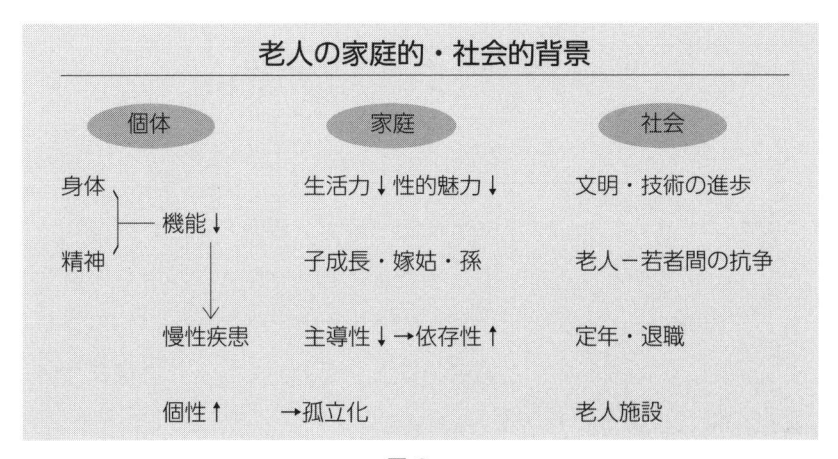

図6

　不安感は罪業的色彩を帯びてくるということになります。看護や介護に当たる者は、このような老人の心理の変化を優しく看取ることが必要と思います。

　最後になりましたが、老人の家庭的・社会的背景を図6に示しておきました。個人の背景はそれぞれ異なるものですから、個別の力動関係を知り、役立ててあげることができればと思います。

性格異常と神経症

　精神医学では、人を知的側面と情意的側面(感情と意志の側面)に分けて考察することがあります。そして情意に現れた個人の特質を性格(キャラクター character)といいます。人格を性格と同じように使うこともありますが、人間の知的側面と情意的側面を合わせて、そこに現れた個人の特質を人格(パーソナリティ personality)というとした方がわかりやすいと思います。ICD-10では「成人のパーソナリティおよび行動の障害」としてまとめています。

　個人はそれぞれ独自な存在であって、とり上げられる性格特徴も多数あります。爽快、多弁、社交的、如才ない、活発、果断、能動的など、あるいは陰気、無口、非社交的、堅苦しい、不活発、優柔不断、受動的などと無数にある特徴のうち、いくつかを共通にもっている1群の人たちがいて、その共通の特徴群によって人間の型を分けることができます。その型を性格類型(character type)といいます。

　ひとつの精神作用の方向の差異によって、正反対の類型もできるわけです。関心が自己外部の事象に向かいやすいか、自己内部の事象に向かいやすいかによって、外向性と内向性の2つの類型を立てることができます。これがユング(C. G. Jung)の類型です。

　クレッチマー(E. Kretschmer)は1921年「体格と性格」の著書を表し、精神医学に画期的な影響を与えました。出発点としたのは分裂病(統合失調症)と躁うつ病でした。これらの精神病とその患者の体型との関連性を認め、ついで性格と体型にまで広げたのです。後にてんかんについても研究が進められました。非精神病者でこれらの精神病に親和性を持つ人の性格を、分裂質(統合失調気質)、循環質(躁うつ気質)、類てんかん質など

クレッチマーの3体型

ふとり型　　やせ型

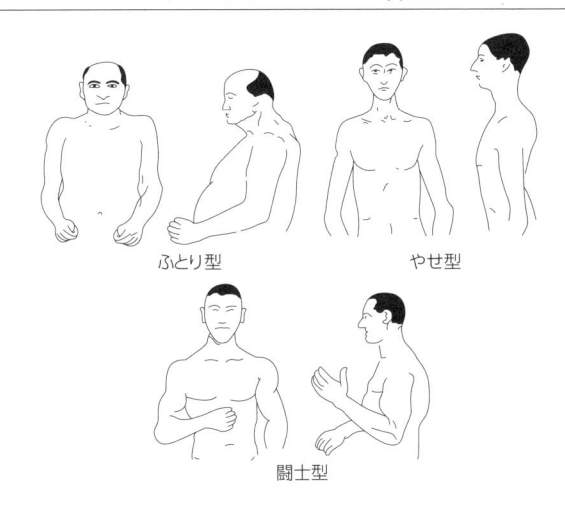

闘士型

精神病と体型との関連

体型 病名	ふとり型	やせ型	闘士型	発育異常型	特徴なし
躁うつ病（1,361例）	64.6%	19.2%	6.7%	1.1%	8.4%
統合失調症（5,233例）	13.7%	50.3%	16.9%	10.5%	8.6%
てんかん（1,505例）	5.5%	25.1%	28.9%	29.5%	11.0%

体型と気質の親和性

気質 体型	循環気質	混合形または不定形	分裂気質
ふとり型	94.4%	2.8%	2.8%
やせ型	12.2%	17.1%	70.7%

図1

と呼んで、体格との関連性を見い出したのです。「クレッチマーの3体型の図」および「精神病と体格との関連」の表と「体型と気質の親和性」の表をご覧ください（図1）。

ミンコフスキーは、クレペリン（E. Kraepelin）の早発性痴呆に精神分裂病という呼称を提唱したブロイラーに従って、その著「分裂病」のなかで、類分裂性性格と類循環性性格の違いを、分裂性（Schizoidie）と同調性（Syntonie）の違いとして詳述しました。分裂性とは自己と外界との分裂であり、同調性とは自己と外界が同調する（一体化する）ということです。彼はこれをわかりやすくするために、次の例を挙げています。
　――　二人の青年が登山することになりました。第一の青年は都会の騒音から離れて一日を過ごすのを楽しみにし、山の頂きに立って、静かな景観を楽しむ自分を想像していました。午後は霧雨の予報を新聞で見ました。山頂で雨にふられ、見えるものは雲と霧ばかりです。彼はまったくしょげて帰路につきました。この山登りは失敗だったと残念がりました。第二の青年も同じように新聞を読んで雨の予報は知っていました。しかし、そのため予定を変更しとうとは夢にも思いませんでした。彼の考慮に上るのはただ決心だけでした。いったん決心した以上は決行する。まっしぐらに目的に向かって突進し、後から新しい事態が発性しても、関知するところではありません。したがって、雨も霧も驚くことはありません。天気予報が的中したまでのことと平然たるものでした。彼は決心を実行したのですから、満足して家に帰りました。二人の行動は似たようなものですが、その心理的基底は全く違います。前者は同調性の人、後者は分裂性の人といえば、その差異は十分鮮明に浮かび出ることでしょう　――　と大略このように書いています。自己と自然との関係、自己と他人との関係、自己と事物との関係、事物同士の見方についても同じであるといいます。
　そして両極性（bipolar）の考えから、分裂病、類分裂性性格では敏感と鈍感の共存という精神感覚を特徴とし、躁うつ病、類躁うつ病性性格では陽気と憂うつという気分の推移を特徴とするといいます。てんかんについては、彼の夫人（ミンコフスカ Minkowska）の研究により、粘着（緩慢）と爆発という精神テンポに特徴があるとされました（図2）。

性格異常の両極性

統合失調症・類統合失調性性格	敏感 ⟵⟶ 鈍感	精神感覚
躁うつ病・類躁うつ病性性格	陽気 ⟵⟶ 憂うつ	気分
てんかん・類てんかん性性格	粘着 ⟵⟶ 爆発	精神テンポ

（E. Minkowski）

図2

　下田光造教授は、うつ病の病前性格において執着性格を見いだしました。テレンバッハ（H. Tellenbach）のメランコリー親和性の概念に似ています。メランコリー親和性とは、単極性うつ病の病前性格において、秩序への指向性が几帳面という形で固執されすぎているとか、自己自身に向けられた要求水準が高すぎるなどの特徴を持つことをいいます。

　シュナイダー（K. Schneider）の意味する性格では心情的な情意のみがふくまれ、身体的な情意（食欲・性欲など）は除外されています。平均的な性格からの生来性の偏りを性格異常と呼び、その中で価値の低い方をとりあげ、そのために自らが悩んだり、社会を悩ませたりする者を精神病質といいます。精神病質は精神病との間に移行はないことを強調しています。脳疾患のために性格変化したものは精神病質とはいいません。彼は10の類型をあげています。AかBかというような鑑別診断ではなく、類型であるので重複はありえます。

　図3に精神病質類型をあげておきました。Bはだいたいあてはまるが、Cの部分も少し認められるといった具合で、重複しても構いません。◎をつけたものが自らが悩む精神病質です。参考までに従来の神経症分類をならべておきました。ただし、ヒステリーは概念規定が不明瞭なので、最近では「解離性障害」が使われます。シュナイダーの診断図式では、疾病（および奇形）と心的資質の異常変種（異常知能素質と性格異常）と異常体験

性格異常と神経症

精神病質類型 （K. Schneider）	神経症の臨床類型 （慣例的病因分類）
昂揚者	不安神経症
◎ 抑うつ者	ヒステリー
◎ 自信欠乏者	神経性心気症
狂信者	強迫神経症
顕示者	恐怖症
気分軽動者	離人神経症
爆発者	抑うつ反応
情性欠如者	妄想反応
意志欠如者	
◎ 無力者	

図3

反応があげられています。神経症がありません。自らが悩む精神病質と異常体験反応がそれに当たると考えればいいでしょう。異常体験反応では、了解心理学の立場から次の3つの要件が必要とされます（了解心理学については、「対精神障害者との対人関係」の項に説明があります）。

　(1)「発生における時間的関係」原因となる体験に引き続いて精神反応が起こること。

　(2)「体験と精神反応との平行関係」体験の感情的要素が薄らぐと症状も消失すること。

　(3)「静的および成因的了解関係」精神反応と体験との間の意味関連が成立すること。

　神経症の場合の心因的体験は不確かであるので、その素因となる異常性格の方に重点がおかれるのです。以下に10の類型を簡単に説明しておきましょう。

○昂揚者（発揚者）（Hyperthyme）

陽気な基底気分と高度な活動性が特徴の人です。ほがらか、親切、活動的、楽天的、社交的、実際的である反面、軽率、浅薄、無批判、無分別、自信過剰です。興奮しやすく、落ち着きがなく、嘘つきで信頼できない人となると、公益に反することになります。以下に示す3つの亜型があります。

好争者（Streitsüchtige）

自己感情が亢進しているため、喧嘩や口論になりやすい。訴訟をくり返す例がありますが、狂信者にみる執拗な好訴者と違って、固執性に乏しいので偽好訴者（Pseudoquerulant）といいます。

軽佻者（Haltlose）

自信が強く、楽天的で、軽率で、享楽をもとめ、誘惑に弱く、付和雷同しやすいため、社会的に不安定な傾向を示します。職を転々としたり家出、浮浪、非行、犯罪に偏りやすいです。

虚言者（Pseudologe）

顕示性の類型が重複すると、自己感情が高く能動的であるうえに、虚栄心が強いため、自慢、虚言の傾向を示します。詐欺犯と密接な関係があります。極端な場合、デルブリュック（A. Delbrück）のいう空想性虚言症（Pseudologia phantastica）といわれる状態となります。話者自身が空想された立場や役割になりきって、その言動があまりにも自然なので、社会的経験の豊かな人も騙されてしまいます。こうした詐欺の多くは、犯罪学的には高級詐欺の類型に入ります。

◎抑うつ者（Depressive）

あらゆる生活経験の基底に、抑うつ気分が持続的、恒常的に支配しているような人です。物事を悲観的、厭世的、懐疑的に考え、過去は暗く無価値に思え、未来は脅威的で希望がありません。しかし、このような内心の

悩みを外面に表すことはありません。次のような亜型があります。

　気重な抑うつ者（schwermütige Depressive）
　物静かに悩んでいて、ひかえめで、穏やかで、情が細やかです。来る人は拒まず、去る人は追わず式で、引っ込み思案で消極的です。
　不機嫌な抑うつ者（missmutige Depressive）
　気むずかしく、不平、不満が多く、他人の不幸をよろこび、陰険です。
　偏執性の抑うつ者（paranoische Depressive）
　疑いぶかく、邪推したり、曲解しやすく、関係念慮を持ちやすい人です。

　抑うつ者は、自信欠乏者、無力者との区別が明らかでないことが多く、これらとの複合例は少なくありません。身近な人を悩ますことはあっても、一般社会を悩ますことはありません。自らは悩むのですが、精神科医を訪れることは少ないです。神経症の臨床類型からみれば、抑うつ反応、妄想反応が該当するでしょう。

◎自信欠乏者（Selbstunsichere）

　内的な不安定性と自己不全感に悩まされている人です。次の２つの亜型があります。

　敏感者（Sensitive）
　対人関係に敏感で、自信がなく、傷つきやすく、少しのことにも強い印象を受け、しかもそれを外部に発散できない人です。倫理観が強く、良心の呵責に悩みますが、反面、自尊心・名誉心といった自我感情が強いために、深刻な内部抗争が起こることがあります。またそれが外部に投射され、変な目でみられるなどの邪推、曲解の態度となって、妄想様の観念に発展することがあります。例えば、クレッチマーの敏感関係妄想（sensitiver Beziehungswahn）です。

強迫人（Anankast）

かたくなで、几帳面で、細かいことにこだわりやすい人で、不確実感、不全感のために強迫症状に悩まされます。すなわち、無意味、不合理な考えや行為が強く迫ってきて、逆らえばますますそうせずにはいられなくなります。何か悪いことをしないか、失敗しないかと、絶えず不安のうちに生活しています。不安が激しいと恐慌（パニック panic）となります。強迫神経症になりやすい人です。

○狂信者（Fanatische）

思考と行動全体の中で支配観念がきわだっています。自分の信奉する考えに熱狂し、徹底的に行動する人です。2つの亜型があります。

闘争的狂信者

強い自我意識と権利意識を持ち、自分の主張の中に公共的重大性を認め、訴訟や闘争に全財産、全生涯をつぎこみます。その代表的なものは好訴者（Querulant）です。このような偏執的態度が訂正されず長く持続すると、好訴妄想（Querulantenwahn）に発展します。

穏和狂信者

風変わりな主義や思想を持ちますが、その主張は穏やかで、奇妙な服装や態度、話法にみられます。このような人物には多くの帰依者や追随者が集まることがあります。新興宗教の教祖、預言者、民間療法家、妙な思想家や政治家、怪しげな発明家などです。

○顕示者（Geltungsbedürftige）

自他に対して自分を実際以上に見せつけ、可能な以上に体験しようとする欲求を持つ人です。かつてヒステリー性格といわれていたものです（この言葉には価値的にマイナスの特性があり、曖昧であるとの理由から、シュナイダーは捨てました）。次の3つの亜型があります。

常軌はずれの顕示者

他人の注目を引くために、常軌はずれの突飛な言動をする人です。風変わりな服装をしたり、異様な意見を述べたり、途方もない行動をとったりします。例えば狂言自殺（演劇自殺）などです。

自慢性の顕示者

自分を認めてもらうために、自慢、修飾、誇張といった手段をとる人です。空想性が乏しいので、詐欺者になることは少ないです。

虚言性の顕示者

自分は高貴な身分であるとか、偉大な発明、発見をしたといって他人の関心を引きます。逆に自分が不幸な境遇にあるとか、病気であるとかいって同情を引きます。虚栄を求めているばかりでなく、物質的な利益を求めるようになると、常習性詐欺や高級詐欺師として犯罪学的に問題になります。豊富な空想力に昂揚者の迅速な連想力や強い能動性が重なると、先に記した空想性虚言症（デルブリュック A. Delbrück）となります。空想性虚言症は性格異常者だけでなく、器質性精神障害にもみられます。

○気分軽動者（Stimmungslabile）

自然に起こる抑うつ性不機嫌を特徴として持つ人です。この気分変調は心の基底（下層）の変化にもとづき、基底抑うつといわれます。抑うつ不機嫌の時に示す社会的に重要な行動は、徘徊、浪費、周期的飲酒、放火、窃盗など、いわゆる欲動者といわれる人の起こすものですが、窃盗、放火は不機嫌の存在がはっきりしないことがあります。てんかん患者には周期的不機嫌を示すものがいますので、てんかんとの関連を主張する人もいます。コンラート（K. Conrad）はてんかんの遺伝圏に爆発者ともに気分軽動者が多いといいます。

○爆発者（Explosible）

ささいなことに激昂し、暴行におよぶ性格の人をいいます。刺激型と興奮型の2つの亜型があります。

刺激型
感受性が敏感で気分は不安定、緊張が強く精神テンポが速い人です。

興奮型
感受性は鈍感で精神テンポは遅く、不快感や激情のうっ積から思わぬ爆発が突然起こります。いずれも犯罪と密接に関係し、アルコールの影響のもとにあることも多くみられます。各種の激情犯罪（殺人、障害、暴行、強姦、放火、公務執行妨害、器物損壊など）を犯しやすく、中年以後は目立たなくなる傾向がみられます。意志欠如者や情性欠如者と重複すると、冷酷で重大な犯罪を起こしやすいです。

○情性欠如者（Gemütlose）

高等感情である同情心、羞恥心、名誉感情、後悔、良心などを情性といいますが、この情性に乏しい人です。幼少時より非行に走ります。他人に対する思いやりがなく、冷酷、残忍であり、反社会性の中核をなします。あらゆる傾向の犯罪を犯し（多傾向犯）、慣習性犯人、職業性犯人となります。生来性犯罪者の大部分はこの類型に属します。脳炎後遺症や統合失調症などによるものは情性荒廃と呼んで区別します。

○意志欠如者（Willenslose）

意志の決定性や持続性に欠ける人です。被影響性が亢進し、他人のいいなりになったりします。環境しだいの人（Milieumensch）ともいわれます。一般に呑気で、自信欠乏者や無力者のように自ら悩むことはほとんどありません。学校のずる休み、家出、浮浪、浪費、頻回転職などから、犯罪生活に進みやすいです。窃盗、詐欺、横領などの財産犯が主です。ホー

ムレスの中にこの類型の者が多くいます。施設では模範生となりやすいけれど、その効果は長続きせず、累犯者が多くみられます。よい配偶者に恵まれると救われることがあります。

◎無力者（Asthenische）

自分の精神的、身体的能力を信頼できず、その機能に注意を向け、心身の故障を発見しやすい人です。自己観察に疲れ活気がありません。2つの亜型があります。

主として身体面に現れる無力者は、些細な機能障害でも増強され固定化されます。そして易疲労性、不眠、頭痛、胃腸障害、心臓血管障害、膀胱障害、月経障害などの訴えが多くみられます。

主として精神面に現れる無力者は、作業能力、記憶力、注意集中力などの障害を訴えます。そして感情および欲動の疎遠感に悩まされ、離人症の症状を呈しやすいです。

神経症

さて、神経症について考えてみましょう。図4をご覧ください。

シュナイダーの異常体験反応のように、体験と精神反応の間の意味関連がはっきりしているものは、心因反応としてもよいでしょう。結婚適齢期の娘さんが、「死にたい」と言って外来を受診されました。聞きますと、昨日の結婚式に新郎がついに現れなかった、ということでした。この例は異常体験反応あるいは心因反応と言っていいでしょう。多くの心因性精神障害は、素因にいくつかの環境因子が働いて準備状態ができあがり、結実因子が働いて神経症が発症するものと考えられます。

しかし、結実因子がはっきりしない例は多く、それらを心因反応とよぶことができないので、神経症という枠組みが必要となるのだと理解されま

神経症が発症にいたる過程

図4

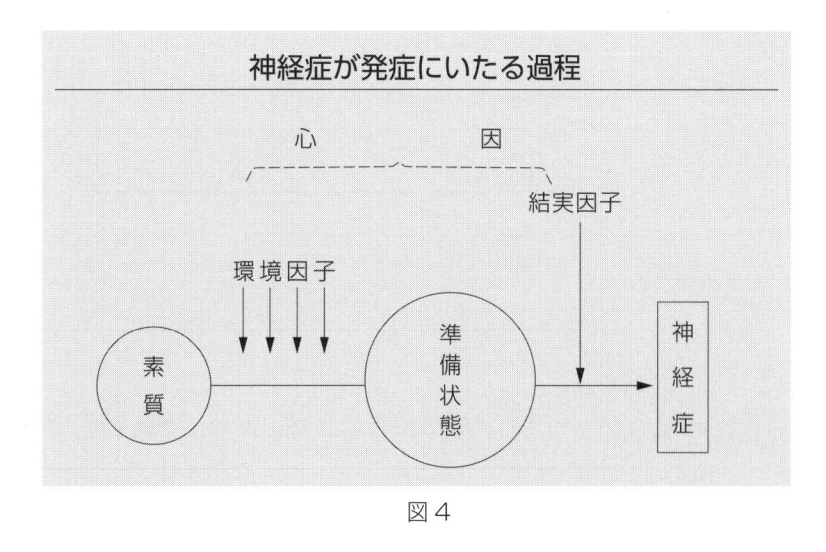

す。環境因子と結実因子をあわせて心因といいます。精神分析では、この結実因子ばかりでなく、環境因子も詳細に分析して治療しようとします。しかし素質に生来性を認めず、素因をも分析の対象とするので、説明概念が多すぎて、信じがたいということになります。

最近は「ストレス」という言葉をよく使います。個体に外部から心理的・社会的刺激がかかることをストレッサーといいます。その結果、生体内に生理的、心理的、精神的な歪みや緊張感が生じることをストレスといいます。この言葉はストレッサーを含んで使うこともあります。

以下に慣例の臨床分類（図3）に従って神経症を説明しましょう。

不安神経症（Angstneurose）

Angustus（狭い）に語源を持ち、身を縮める思いをする情動におそわれます。生命が直接おかされるような体験として感じられ、動機や対象がないのが特徴とされます。多くは不安発作として起こります。死の不安のような現実不安と、漠然とした危機に対して抱く予期不安とがあります。

たとえば、電車に乗ると不安発作を起こすことを予期すると、ますます電車に乗ることが不安になる、といった具合に悪循環が起こります。呼吸困難、動悸、めまい、ふるえ、発汗、尿意などの身体症状を伴うことがあります。不安はすべての神経症に共通の症状ですが、本症において最も純粋に現れます。経過上、次の神経性心気症や強迫神経症や恐怖症に変わっていくことがあります。

ヒステリー（Hysterie）

第1には、原始反応（口唇反射、吸引反射、把握反射、運動暴発、擬死反射など）が現れることで、より原始的な状態への退行現象であるとの生物学的考え方により、その規制が明らかにされます。第2には、その示す症状を、意識下の願望の象徴的表現とみる深層心理学的考え方で、いわゆる転換ヒステリーはこの規制から説明されます。

症状は複雑で、あらゆる精神症状、あらゆる身体症状にわたります。運動障害としては、いろいろなかたちの運動麻痺が現れます。失立、失歩、失声、嚥下困難、けいれん発作、弓なり緊張（後弓反張）があります。感覚障害としては、麻痺、脱失、過敏、異常感などがありますが、解剖学的分布とは関係がありません。精神症状として、過大な訴え、感情的表現、誠実さを欠いた演出的態度に注目することが大切です。

ヒステリー性意識障害はてんかんの大発作や複雑部分発作との鑑別が大事で、脳波検査が役立ちます。せん妄や健忘もみられます。偽認知症は高度の認知症を思わせますが、拘置所や刑務所の拘禁反応に多くみられます。また恐怖に陥ったときに現れるガンザー症候群（S. J. M. Ganser）があります。これは動作が子どもじみていたり、当意即答（Vorbeireden）といって的はずれな応答をし、仮性認知症がみられる状態をいいます。滑稽、好機嫌、諧謔的などの印象から、道化症候群（Faxensyndrom）といわれるものも類似ですがあります。またヒステリー性の昏迷もあります。

ICD-10ではヒステリーという言葉は数多く、かつさまざまな意味を持つため、今日可能なかぎり使用を避けるとしています。代わりに解離性（転換性）障害の項目があります。解離反応とは、解決困難な葛藤にさらされた場合、それにまつわる観念や感情を切り離すことをいいます。無意識的転換とはフロイト（S. Freud）が提起した用語で、無意識的に葛藤を解決するための自我防衛機制の1つであり、身体症状化することをいいます。

神経性心気症（Nervöse Hypochondrie）

ベアード（G. M. Beard）のいう神経衰弱に近いけれど、刺激性衰弱の状態という言葉は、外因反応型で述べた過敏情動性衰弱状態にあてはまるので、ここでは用いないことにしました。内外のわずかな刺激に敏感でイライラし、注意の集中が悪く、自意識過剰となり、仕事の進行がぎこちなくなります。不眠があり就眠困難で、早朝の精神の爽快さがありません。心気的で注意、記憶、決断力などの知的活動の鈍化も訴えますが、他覚的には証明できず、知的には優秀であることが多いのです。自己の健康に劣等感を持ち、いわゆる器官神経症といわれるものの大多数がこの類型に属します。基礎に身体疾患があって、これに心因が加わっていること（重畳）もありますが、神経症的な心的加工があるので、実際より重く感じられたり、長引いたりします。

強迫神経症（Zwangsneurose）

思考の異常で述べた強迫観念が主症状である神経症です。家の鍵をかけ忘れなかったか何度も確かめたり、何度も手を洗ったり、切手を貼らずに投函しなかったか心配になりポストで待っていたり、等々です。その他、計算強迫、疑惑癖、詮索癖、質問癖などがあります。

恐怖症（Phobie）

対象のある不安を恐怖といいます。不安の対象はさまざまであり、対人恐怖、社交恐怖、醜形恐怖、正視恐怖、異性恐怖、窃盗恐怖、閉所恐怖、広場恐怖、動物恐怖、先端恐怖、雷恐怖、食事恐怖等々がありますが、最も多いのは不潔恐怖です。疾病恐怖は、多くは神経性心気症に重複しています。

離人神経症（Depersonalisationsneurose）

感情の疎遠で述べた離人症だけが前景に現れ、統合失調症やうつ病の症状のみられないとき、この離人神経症を疑います。外界の知覚に現実感がないという現実喪失感が起こったり、自分が自分でないみたいだという疎遠感情におそわれます。多くの神経症はストレスによって起こるといいますが、本症は受験に成功したとか、やっと事業に成功したとかの緊張解除（脱ストレス）の状態のときに発症するといいます。

抑うつ反応（depressive Reaktion）

肉親の死、失、落第、事業の失敗、破産などを契機として発症します。悲哀はうつ病のときほどではなく、雑談にまぎれているときは、さほどでもありません。この悲哀感が虚栄的色彩で訴えられることもあります。抑制もうつ病のときほどでなく、取り越し苦労が多いといえます。注意集中困難や決断力の低下の訴えもありますが、発病の契機となった体験が支配観念となって、頭の中を占有しているからと解されることが多いです。劣等感、絶望感、厭世観を訴えることもありますが、現実との接触は良好です。うつ病が同じ契機によって誘発されることがあります。誘発うつ病と呼ばれ、抑うつ反応とは区別されます。

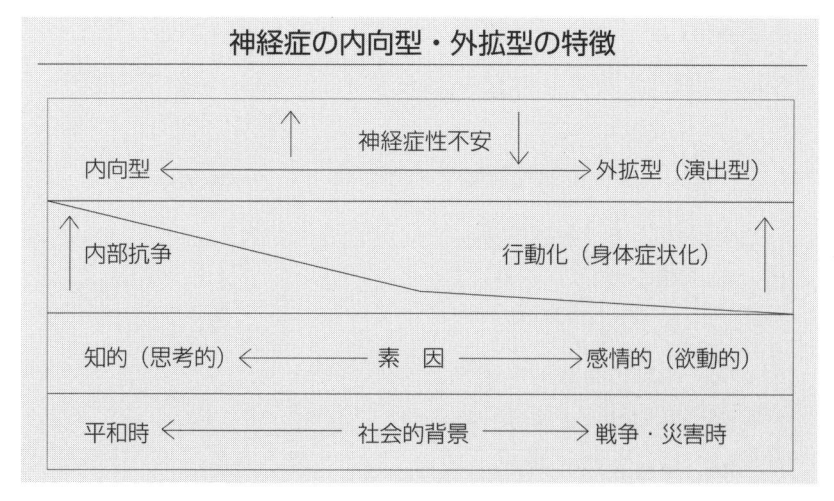

神経症の内向型・外拡型の特徴

内向型 ←	神経症性不安	→ 外拡型（演出型）
↑ 内部抗争		行動化（身体症状化） ↑
知的（思考的）←	素　因	→感情的（欲動的）
平和時 ←	社会的背景	→戦争・災害時

図5

妄想反応（paranoische Reaktion）

　新しい服を着て街へ出ると、皆に見られているような気がします。誰かが笑うと自分が笑われたように思います。これは正常人にもあることです。すぐに忘れてしまうのが普通ですが、敏感者などでは次第に確信に導かれていきます。性格特徴に由来する妄想様の発展です。他人に注目される、嘲笑される、非難されるなど、自分に関係づけた邪推、曲解が生まれます。敏感関係妄想です。

　初老期、老年期には妄想様の発展が多くみられます。更年期うつ病では身体の故障を執拗に訴え、心気妄想となります。他人の行為をすべて邪推、曲解しやすい老人は、被害妄想などを起こしやすくなります。拘置所や刑務所に収容中の受刑者が、裁判官に被害妄想を持ったり、長期受刑者や死刑囚が赦免妄想を持つことがあります。

　神経性心気症のような内向型の神経症と、解離性障害のような外拡型の神経症との特徴の比較を図にしておきましたので、見ておいてください（図5）。平和時に内向型が多く、戦争時、災害時に演出型の神経症が多いと

いうのは面白いですね。

最後になりましたが、ICD-10 の該当項目だけを挙げておきます。

「神経症性障害、ストレス関連障害および身体表現性障害」
- F - 40　恐怖症性不安障害
- F - 41　他の不安障害
- F - 42　強迫性障害
- F - 43　重度ストレス反応および適応障害
- F - 44　解離性（転換性）障害
- F - 45　身体表現性障害
- F - 48　他の神経症性障害

PTSD という言葉がよく出てくるので説明しておきましょう。これは F - 43 の下位分類として出てくる（post-traumatic stress disorder）心的外傷後ストレス障害の略語です。原因としては自然災害、人工災害、激しい事故、死者の目撃、強姦などの破局的性質のストレスが原因で起こる精神障害のことです。特殊な発症の仕方や特徴的な症状を示します。

回復は期待できますが、慢性化して人格変化に移行する場合があるといわれます。

統合失調症

　統合失調症の概念と歴史を簡単に図1にまとめてありますので、ご覧下さい。

　カールバウムが緊張病を、そしてヘッカーが破瓜病を見つけ出しました。その後、クレペリンが精神科病院で患者さんの症状を長期にわたってその経過を観察し、早発性痴呆を躁うつ病と区別して、ひとつの疾患単位としました。疾患単位とは、同一の症状、同一の経過、同一の病理によって規定されるものです。早発性痴呆の場合、今日まだ病理が確定していませんので、いろいろな議論が出ています。

　つぎにブロイラーが心理学的にみて、精神機能の分裂が最も重要な特性のひとつであるとして、精神分裂病の病名に変更しました。日本でも長い間この病名を使っていましたが、精神の分裂や不治の病との印象が、病名告知に障害を与え、家族や社会の偏見をもたらして、治療を困難にしていました。2002年8月に統合失調症と病名が変更され、治療しやすくなりました。　そのうえこの十数年来、抗精神病薬に非定型薬が開発され、開放的治療がかなり進んできましたのはありがたいことです。とはいえ、本病が難しい病気であることには違いありません。

　発現頻度　これは有病率ではありません（有病率とは人口千に対する、その病気の存在数の率です）。発現頻度とは、すべての人が天寿を全うするまで生きるとして、どの位の率でその病気が発生するかを表す数字です。ルクセンブルガー（J. H. Luxenburger）の表を掲げておきます（図2）。

　一般人の欄で見る場合ですが、一般人の両親が正常と正常、正常と本病、本病と本病の全部の例をすべて集めて調べたという、集合法をとっています。ルクセンブルガーの統合失調症の数字0.85は高すぎると、諸学

統合失調症（精神分裂病）

Schizophrenie（D） schizophrenia（E）

Morel, B. A.（1860）：変質者（dégéréné）の研究；心身の障害は遺伝する。変質は進行性のもので、その種は絶滅する。「モレルの法則」"démance précoce"（F）（Traite des maladies mentales）「早期痴呆」

Kahlbaum, K. L.（1874）：Katatonie（D）緊張病；（進行麻痺との対比）意欲・行動の異常「緊張病症状群、緊張興奮・緊張昏迷」

Hecker, E.（1871）：Hebephrenie（D）破瓜病；Kahlbaumと共同研究し、彼の依頼で詳しい記載を発表した。「能動性減退、感情鈍麻思考の滅裂、自閉傾向」

Kraepelin, E.（1899）：dementia praecox（L）早発（性）痴呆；症状の長期経過を観察して、躁うつ病（manisch-depressives Irresein）と区別し、1つの疾患単位とした（同一の症状、同一の経過、同一の病理）。

Bleuler, E.（1911）：Schizophrenie（D）精神分裂病；精神機能の分裂が最も重要な特性の1つである。基本症状（連合障害、情動障害、両価性、自閉、分裂性痴呆（人格荒廃））と副次的症状（幻覚、妄想、緊張病性症状）に分ける。一次性症状として、連合障害（連合弛緩（Assoziationsverlockerung））をあげ、その他の症状は二次的反応として生ずるとしている。

Stransky, E.：精神内部の失調（intrapsychische Ataxie）（情性精神Thymopsyche）と知性精神（Noopsyche）の不協同。

Weygandt, W.：統覚痴呆（apperzeptive Verblödung）

Berze：精神活動性（psychische Aktivität）の一次性不全。

Minkowski, E.：人間学的存在様式の変貌；現実との生ける接触（la contact vivante avec la realité）の消失。

Kretschmer, E.：分裂病（Schizophrenie）→分裂病質（Schizoid）→分裂質（Schizothym）

Bumke, O.：外因反応型の特殊形。

Schneider, C.：半眠状態の心理。

Freud, S.：精神分析（psychoanalysis）；Libidoの発達がnarcissismの段階で挫折し、成人生活への適応に失敗した結果の退行現象。

（D）：ドイツ語　（E）：英語　（F）：フランス語　（L）：ラテン語

図1

発現頻度

経験的遺伝予後（集合法）
(Luxenburger)

	統合失調症	躁うつ病	てんかん
子	16.4%	24.4%	11.0%
孫	3.0		
同胞	10.8	12.7	4.1
いとこ	1.8	2.5	
おい・めい	1.8	2.4	1.2
おいめいの子	1.6		
一般人（発現頻度）	0.85	0.44	0.30
（発現頻度）日本人一般人	0.69	0.49	0.29

図2

者はいっています。これを考慮に入れれば、内因性疾患の日本とドイツとの比較は、ほぼ変わりありません。家族に統合失調症・躁うつ病・てんかんがそれぞれ同様に発病する率が書いてありますが、片親が本病である場合の発病率です（分別法）。これで見ると、家族に同病の発病が現れる率は、統合失調症の方より躁うつ病の方が高いということがわかります。躁うつ病は統合失調症より、発現頻度は低いが、遺伝負因は高いということになります。

　ドイツでは北部に統合失調症が多く、南部に躁うつ病が多いといいます。日本では昭和38年の調査結果になりますが、統合失調症、躁うつ病が集積して多い地域に関する報告がなされています。世界中どこでも、内因性精神病の分布はほぼ一致しているといわれています。日本では人権問題ということでその後の調査はありませんが、それ以前に行われた昭和29年の調査結果とほとんど変わりありませんので、現在も大差ないのでないかと思います。

発病年齢 以前は男女共 22 〜 23 歳が発病のピークといわれていましたが、最近は

$$\left\{\begin{array}{ll} 男性 \; 15 \sim 24\,歳 & 平均：18\,歳 \\ 女性 \; 25 \sim 34\,歳 & 平均：25\,歳 \end{array}\right\}$$

といわれています。女性では、40 〜 45 歳の閉経期にもう1つのピークがあります。これは以前にもいわれていることと同じですが、以前は妄想型が主だといわれていました。

症　状

　個々の症状の説明は、これまでの章で細かく記述してきましたので、ここでは省略します。主観的症状と客観的症状とに分けて図にしてありますのでご覧ください（図3）（図4）。

　統合失調症では幻覚や妄想、そして緊張興奮や緊張昏迷を陽性症状といい、治療に手をやく症状ですが、大事なのは欲動低下と感情鈍麻の陰性症状であって、その進み具合をしっかり見定めないといけません。低度、中等度、高度欠陥状態、そして重度荒廃状態の程度が問題となります。社会復帰への大切な指標となるからです。

経　過

　ブロイラー（E. Bleuler）が経過図を作っていますので、掲げておきます（図5）。現在の日本より波状経過がやや多いといわれますが、おおよそのパターンを知るうえで役に立つと思います。図の B. 7. の波状経過後治癒ですが、完全治癒のように書いてあります。ごく厳密にいうと、軽度の欠陥状態が残るのが当然ですので、社会的治癒または完全寛解と考えればよいでしょう。最近は非定型抗精神病薬のおかげと作業療法、デイケア、社会的技能訓練（SST ＝ social sills training）などのおかげで、社会復帰

統合失調症

統合失調症にみられる主観的症状

自我障害症状		実在意識の変化	
	人格喪失感 　　（離人症様体験） 強迫様体験 自生思考 　　（心的自動体験） させられ体験 　　（作為体験） 　影響感情　影響妄想 以心伝心 　　（テレパシー体験） 予知・予言体験 思考吹入　思考奪取 有声思考　思考化声 幻覚 　幻聴　幻視 　幻味　幻臭　幻触 　　身体幻覚（異常体験） 　機能幻覚		一次妄想 真性妄想（K. Jaspers） 原発妄想（H. Gruhle） 　（意味意識の変化） 　　妄想気分 　　妄想知覚 　　妄想表象 　　　（妄想着想） 　　　（妄想追想） 二次妄想 　妄想様観念（K. Jaspers） 　続発妄想（H. Gruhle） 　妄想体系 　　（妄想建築）

　　実体的意識性　　　　　　思考的意識性
　　　　　　　　二重身
　　　自己像幻視　　　二重身妄想
　　　時間・空間体験の異常

図3

統合失調症にみられる客観的症状

顔貌・表情	表情貧困→仮面状 ひそめ眉　尖り口 しかめ顔 表情錯誤 弛緩状顔貌	談話	途絶 造語症（言語新作） 表面的→　当意即答 反響言語　言語新作 一方的　　独語
姿態	寡動→常同姿態 カタレプシー（強硬症） 蝋屈症 緊張昏迷　　亜昏迷状態 弛緩状姿態　脱力的姿態 奇態	動作・行為	常同運動 不自然さ　無意味な動作 円滑さの欠如 ひねくれ　わざとらしさ 拒絶症　　従命自動 反響動作 衝動行為　緊張興奮 空笑　空泣 児戯的言動（子どもっぽさ） 変化の唐突さ 徘徊　遁走 自傷　自殺 自閉
言語	受動的→寡言→無言症 低声　不明瞭 単調　一本調子 多弁 語唱 滅裂言語→言葉のサラダ		

図4

の率が上がってきているのはうれしいことです。

　発病の初期には偽神経症の症状がみられやすいのですが、これがどのような精神症状に変化していくのか、その経過を私なりの臨床経験から図にしましたので、あげておきます（図6）。

統合失調症の経過

A．単一経過型

    1．急性で荒廃へ

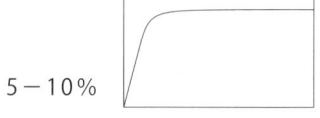

        5-10%

    2．慢性で荒廃へ

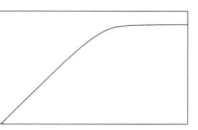

        10-20%

    3．急性で欠陥へ

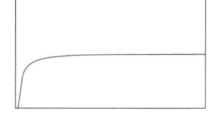

        5%強

    4．慢性で欠陥へ

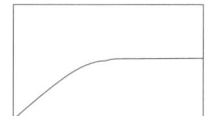

        5-10%

B．波状経過型

    5．波状で荒廃へ

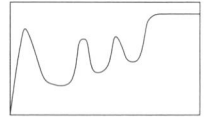

        約5%強

    6．波状で欠陥へ

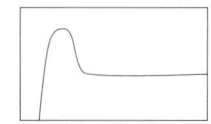

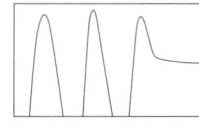

        30-40%

    7．波状経過後治癒

        25-35%

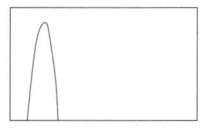

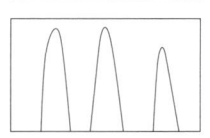

C．その他の経過　約5%

(E.Bleuler)

図5

統合失調症の精神症状の変化

神経症臨床類型	統合失調症		
	偽神経症性症状	自我障害	幻覚・妄想

離人神経症　疎遠体験　＜知覚＞現実喪失感 ────── 世界没落感
　　　　　　　　　　　　　　　　　　　　　有情感喪失
　　　　　　　　　　　＜感情＞影響感情
　　　　　　　　　　　　　　　　　　　　　────── 人格崩壊感
　　　　　　　　　　　＜思考＞影響妄想
　　　　　　　　　　　（心的自動性）　　　　　　思考吹入・思考奪取
強迫神経症　　強迫様思考・自生思考 ── させられ体験 ── 思考察知・思考伝播
　　　　　　　　　　　　　　　　　　　　　　　　有声思考・思考化声
　　　　　　　自問自答 ←──────── 対話性幻聴
　　　　　　　　　　　　　　　予知体験
　　　　　　対人恐怖 ──────── 以心伝心　　滅裂思考
恐怖症　　　広場恐怖・閉所恐怖
　　　　　　不潔恐怖・疾病恐怖
　　　　　　　　　　　　　　　妄想知覚 ── 幻覚（視・聴・触）
　　　　　　　一次妄想
不安神経症　不安発作 ────── 妄想気分 ── 実体的覚性 ── 二重身
　　　　　　　　　　　　　　　　　　　　　　　　　　自己像幻視
　　　　　　浮動性不安 ────── 妄想着想　　　　　誇大妄想
　　　　　　　　　　　　　　　　　　　　妄追想 ── 血統妄想
神経性心気症　心気症 ── 体感異常　　　　　　　　　　心気妄想
　　　　　　　　　　　　　　　　　身体幻覚
　　　　　　　　　　　　　自己臭幻覚
性格反応型　注察念慮　　　　　　　　　　注察妄想・追跡妄想
妄想反応　　　　　　敏感関係妄想
　　　　　　関係念慮 ────────── 被害関係妄想

図6

双極性障害
（躁うつ病）

歴史と分類

　ヒポクラテス（Hippocrates）はメランコリー（melancholia）は黒胆汁が過剰に生ずるために起こるとし、アレテウス（Aretaeus）はメランコリーはマニーの一部で、交代性で周期性の経過をとるといいました。
　ファルレ（J. P. Falret）とバイヤルジェ（J. G. F. Baillarger）は、躁病とうつ病は単一疾患の異なる状態像だといい、クレペリンは躁うつ病を早発性痴呆から分けて、1つの疾患単位としました。
　レオンハルト（K. Leonhard）は単極性と双極性とに分けました。

症　状

　躁状態やうつ状態の時期を病相といいます。躁病相のときの高揚気分および、うつ病相のときの抑うつ気分については「感情、気分とその異常」の項で説明してあります。躁病とうつ病の症状としての比較は図1をご覧ください。個々の症状は各項目を参照してください。
　日内変動というのは、朝と夕方で気分が変動することをいいます。とくに内因性のうつ病のときにみられます。朝起き抜けの気分がすぐれない。重たい気分で何もしたくない、今日もこんな気分の一日が始まるのかと思うと、いやだ、いやだ、家族には迷惑をかけて申しわけない、死んでしまいたい、等々と抑うつ気分が続きます。これを早朝抑うつといいます。しかし夕方になると少し気分が晴れてきます。配偶者や子どもたちが家に

うつ病相と躁病相の症状比較

	うつ病相	躁病相
気　分	悲哀感情 自我感情縮小	爽快感情 自我感情昂揚
欲　動 （意志の発揮性）	行動抑制 寡言・減動　亜昏迷	欲動昂進 多弁・多動　心迫
思　考 （内的行動）	思考抑制 卑下的内容	観念奔逸 誇大的内容
身体状態	不調・機能低下 日内変動	好調・機能昂進

図1

戻ってくる時間だからとか何か理由があるわけでなく、状況の変化と関係なく移り変わっていくこの気分の変動こそ、内因性うつ病の証拠なのです。ゆううつな気分を口にする言葉だけではなく、いつになく少なくなった動きにも、注意を向けてみてくだくさい。

さて、病相の現れ方の経過ですが、躁病だけまたはうつ病だけならば単極性、両方ならば双極性といいます。図に示しておきました（図2）。

経　過

次に各病相の長さですが、短いと2〜3週間、普通で2〜3月、長いと2〜3年で自然治癒します。長いのを遷延性といい、とくに初老期以後に、環境によって遷延性うつ病になりやすい傾向がみられます。自然治癒するからといっても、うつ病では自殺の危険もありますし、体力の低下か

躁うつ病の経過様式

両極性 bipolar
躁状態
うつ状態
経過 →

単極性 monopolar
躁状態
経過 →
うつ状態
経過 →

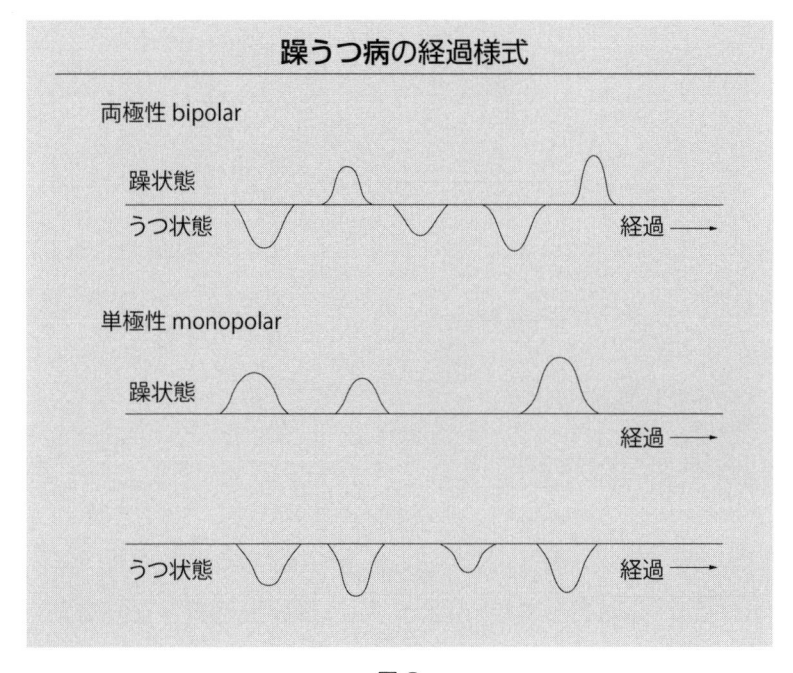

図2

らくる余病の経過も心配になります。一番つらいのはご本人なのですが、治療や入院となりますと、患者さんご自身で決断ができないので困ってしまいます。保護者が代わって事を進めていってください。

治　療

　現在は薬物治療が主で種々の薬剤が開発されています。個人的に適した薬があるようですので、すぐにあきらめないように助言しましょう。適切でない薬を続けすぎるのも替えすぎるのも問題で、遷延の原因にもなりますので、医師の指示を守らせましょう。また、うつ病には何といっても休養が第一ですので、気晴らしの提案には応じないようにさせてください。
　うつ病で一番心配な症状といえば、なんといっても自殺でしょう。うつ

うつ病における自殺の危機

図3

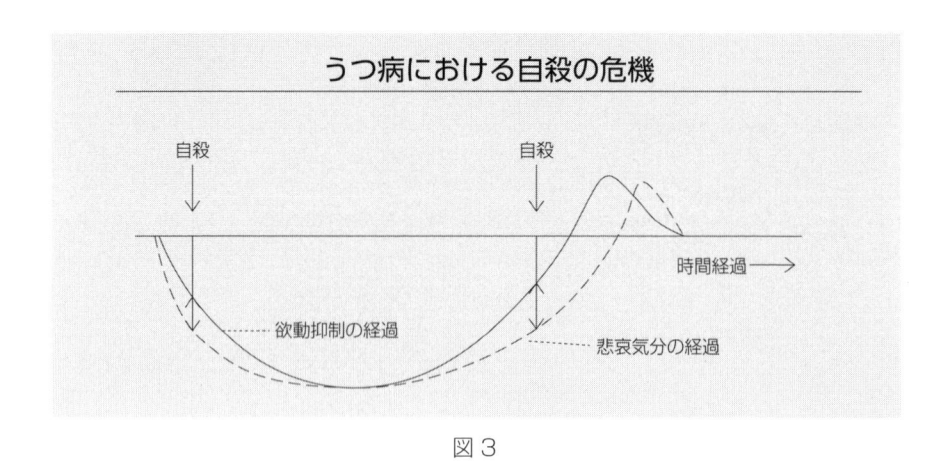

病の2大症状である欲動抑制と悲哀気分の経過の仕方にずれがあることを知ってほしいのです。図3に示しましたように、発病の初期と治りぎわが危険なのです。入院治療の際には、早めの退院が一番危険なのがよくわかると思います。一番具合の悪いときには、死にたいほどの悲哀気分があっても、行動抑制が強いので決行できず、また希死念慮も口に出せずにいたのが、患者さんがよくなってくると、行動抑制が弱くなり、やれずにおいた身の周りの整理が心配となって、早めに退院を申し出ることが多いのです。が、この時期には悲哀気分のほうが、より先によくなっている行動抑制より強いので、自殺の危険が高いのです。治療は病相の時間を短縮する目的もあるのですから、危険がより高まりやすいと考えてください。

うつ状態が終わりますと、引き続いて短い軽躁状態が続くことがあります。躁転と呼びますが、自然に治ります。

躁病の場合は自我感情が高進していて、しかも多動ですので、不用な契約、それも大変に多額な契約などを簡単にしてしまう危険があります。人の言うことなど、まったく聞き入れない状態ですので、早めに実印などを取りあげておいてください。実行に移されると、うつ状態に転じたときの後悔の種となり、自殺の一因ともなります。

てんかん

Epilepsie（独） epilepsy（英）

概念

　てんかんとはてんかん発作を有する疾患と定義されています。ギリシャの語源を調べますと、てんかんとは発作という意味だそうですから、てんかん発作というと同語反復になります。昔は中国語の癲癇という字を使っていたといいます。癲はもの狂い、癇はけいれんということです。

　脳炎や頭部外傷や脳腫瘍などの脳疾患のため、または身体疾患の際の有害物質（Noxe）が脳に作用して、てんかん発作を起こすと考えられるものは症候性てんかん（狭義）といいます。遺伝関係以外には原因がはっきりしないで、素因性と考えられるものは真性てんかんと呼びます。症候性てんかんのなかでも、脳炎、脳膜炎、頭部外傷などの重大な脳障害があって、てんかん発作はその後遺症であると理解されるものがあり、これを残遺てんかんと呼びます。

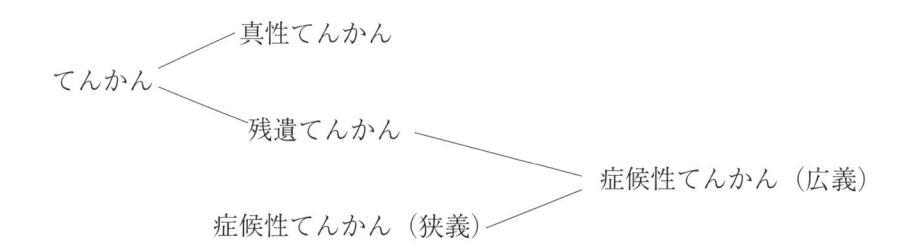

```
                    ┌─ 真性てんかん
  てんかん ─────────┤
                    │  ┌─ 残遺てんかん ──────────┐
                    │  │                          ├─ 症候性てんかん（広義）
                    └──┤  ┌─ 症候性てんかん（狭義）┘
```

　発作は（1）突然に起こり、（2）一過性に経過し、（3）元に戻りますが、再びくり返す可能性があります。てんかん発作には種々の型がありますが、一応、意識障害とけいれん（ときに自動症）の組み合わせと理解しておくといいでしょう（一方のみのものもあります）。

てんかんの大発作

大発作時の強直ケイレン

大発作時の間代ケイレン

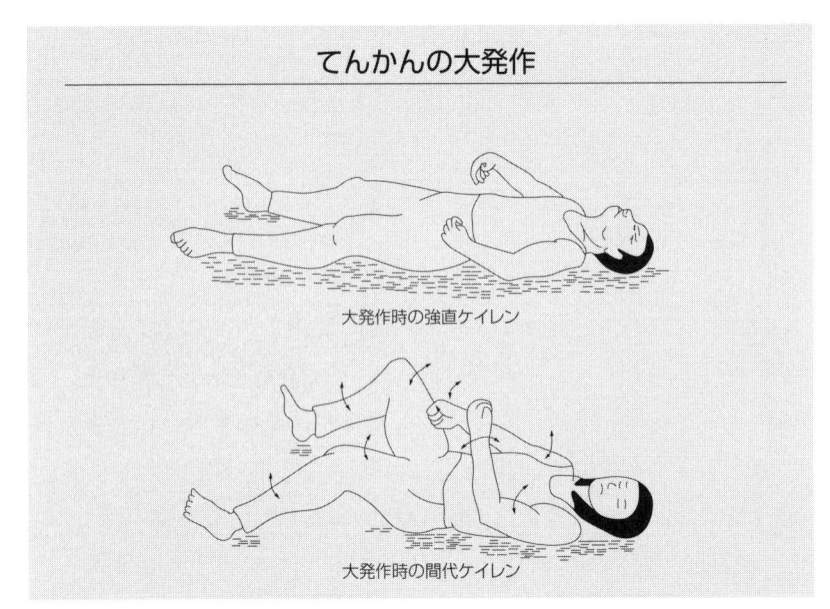

図1

　けいれんとは何かというと、これは不随意的な筋肉の収縮をいうのであって、強直けいれんと間代けいれんに大別されます。強直けいれんとは持続的筋収縮をいい、つっぱったような外観を呈し、触れれば硬く、他動的に関節で屈伸できない状態です。間代けいれんとは拮抗筋が緊張と弛緩を交互にくり返すことをいい、ピクピクとかガタガタというように、律動的な運動として認められます。てんかん大発作のときのけいれんを図にしておきました（図1）。意識障害は基本型の各種の程度の混濁または、特殊型の中のもうろう状態です。

頻度・発病年齢

　日本人の真性てんかんの発現頻度＝0.29%　（躁うつ病＝0.49%、統合失調症＝0.69%）

てんかんの発症年齢
　　　10歳までに発症＝20％　　　20歳までに発症＝70％
まれに高年齢で発症する人がいて、晩発てんかんと呼ばれますが、症候性てんかんと鑑別するために精査する必要があります。

原　因

○真性てんかんの場合

　けいれん準備性の問題と関係して誘発閾値の問題があります。脳波検査でけいれん誘発剤を注射しながら記録し続け、発作波が出たら注射をすぐにやめて、誘発剤の使用量でけいれん準備性をはかるという方法で、けいれん誘発閾値とします。一卵性双生児の不一致例では、発作のある方に出産時障害などの外因既往歴が多いので、けいれん準備性が高いのはそのためと考えます。真性てんかんと診断された者でも、約38％に外因既往歴（出産時障害、麻疹、流行性耳下腺炎、乳幼児期頭部外傷など）があります（Gibbs、田椽、大内田）。（同様な調査を某病院の外来で調べたところ、てんかんでやはり38.6％、統合失調症で12.0％、神経症で12.3％でした。てんかんでは確かに高い数字といえます（大内田））。

○症候性てんかんの場合

　(1) 脳疾患としては、脳腫瘍、脳炎、脳膜炎、頭部外傷、脳卒中、脳梅毒、進行麻痺などがあります。精神遅滞の特殊型の中に、てんかん発作を持つものがあることは前記した通りです（「知能とその異常」の項を参照）。
　(2) 身体疾患としては、尿毒症、子癇、児童期伝染病、特発性低血糖などがあります。
　(3) 中毒としては、アルコール中毒、一酸化炭素中毒、鉛中毒、特種な緩和安定剤または中枢神経遮断剤の過量投与、水中毒（過量な水分摂取）

などがあります。

発作型

　最近はてんかんの国際分類でも、従来の臨床分類と異なって、脳波を基礎にした分類となっています。生体が電気現象を示すように、脳も活動に応じて電気現象を示します。頭皮上に電極を置いて、脳の微細な電圧変動を増幅器によって拡大し、継時的に記録したものが脳波図です。脳波図の研究によって、てんかん発作は脳の突発的異常放電が引きがねになって起こることが知られています。これをてんかんの発作発射といいます。

　〇部分発作（焦点、局所）
　てんかんを地震にたとえると、震源地を発作発射の起こる場所であるとして、それを焦点と呼びます。それが脳のどの場所であるかによって、発作症状は異なります。焦点が大脳の局所にあるものを、部分発作といい、Ａ単純部分発作、Ｂ複雑部分発作、Ｃ部分発作から二次的に全般発作に進展するもの、に分けられます。
　Ａの中のマーチ（進行）する焦点運動性のマーチとは、異常放電が拡がっていくにつれ、発作症状を起こす身体部分が次々に移動する現象をいいます（例えば顔面→上肢→下肢）（「器質性精神障害」の図３の中心溝の前の中心前回）。焦点感覚性のマーチもあります（大脳の局所は中心後回）。
　Ｂの複雑部分発作は以前は精神運動発作と呼ばれ、精神発作（強制的に考えてしまう、メロディが浮かんでくるなど）と自動症（ボタンを掛ける動作を反復したり、その辺をまさぐるなどの自動的に起こる運動や行為）とそれに引き継いで起こる意識減損をきたす発作であって、自動症を欠いて精神発作のみのものや、意識減損のみのものもあります。側頭葉に焦点があります。地震の震度が大きく脳全体にわたると、二次的全般発作に進

展し、全身のけいれんをきたします。二次的全般発作に進展する途中で、発作が終わってしまう場合を頓挫性の発作といいます。かつてよく使われた発作の前兆という言葉は、発作の初期症状そのものを表しており、不適切な表現ですので今は使いません。発作の前駆症状については後述します。

○全般発作（けいれん性あるいは非けいれん性）

てんかんの発作発射が大脳両側半球に、対象的同期的に出現するものがあり、1次性両側同期と呼ばれ、その起源（焦点）は両側半球の広汎な領域に対象性に投射しうる皮質下の構造と考えられます。これは中心線上にある視床（汎性投射系）、視床下部、脳幹（網様系）などを含む領域を推定して、これを中心脳（centrencephalone）と名付け、全般発作の焦点と考えています（ペンフィールド W. Penfield、ジャスパー H. Jasper）。

A. 欠神発作（absence）

フランス語のままアブサンス。小発作（petit mal）の語も以前にはドイツでよく用いられましたが、発作型はより広範囲なのでここでは適しません。これは突然の意識消失と動作の停止をきたすてんかん発作で、数秒から数十秒で回復します。軽い間代要素、脱力要素、強直要素、自動症、自律神経要素を持つものなどもあります。欠伸発作の間欠期にも、脳波はきれいな3Hz対称性の棘・徐波複合を容易に示します。臨床的に深呼吸をさせると、この発作を起こすことがあります。

B. ミオクロニー発作（myoclonic seizure）

単発性または多発性のミオクロニーけいれん（myoclonic jerks）からなる発作です。ミオクロニーけいれんは突然起こる短時間の衝撃様の筋収縮で、全般性に起こることもあり、顔面、躯幹、ひとつかそれ以上の四肢、個々の筋あるいは筋群に限局することもあります。ふつうは意識を失いませんが、1〜2秒の意識消失を伴うこともあります。このけいれんは単独に起こる人もありますが、同時に全般強直間代発作を持つ人も多くみられ

ます。発作時脳波は多棘・徐波複合、棘・徐波複合が出現し、棘波に一致してけいれんが起こります。本けいれんは外部刺激に誘発されやすく、光刺激に過敏です。

C. 間代発作

随意筋の収縮と弛緩が急激かつ不随意に反復するのを間代けいれんといいます。間代けいれんが律動的に反復したものを間代発作といい、連続的で急激な関節の屈曲伸展運動がみられます。本発作は小児に多くみられます。発作時脳波は10Hz以上の速波と徐波を混在し、ときには棘・徐波複合が出現します。間歇期には全汎性棘・徐波、多棘・徐波が出現します。

D. 強直発作

意識障害を伴う両側性の強直けいれんが起こる発作です。古くはウェスト（W. J. West）の電撃、点頭、礼拝けいれん（Blitz-Nick-Salaam-Krämphe）や、レンノックス・ガストー（W. G. Lennox H. Gastaut）症候群（持続の短い強直発作、非定形欠伸、脱力発作）などにみられ、乳幼児に多くみられます。体位筋に強い筋攣縮を生じ、両側上肢を挙上し、下肢は伸展する姿勢をとるものが多くみられます。持続は5〜10秒です。

E. 強直－間代発作

意識喪失とともに全身の随意筋が強直して倒れます。発作開始時に叫び声をあげることがあります（初期叫声）。呼吸は停止し顔面はチアノーゼとなります（数秒〜十数秒）。強直けいれんの間に筋肉の弛緩状態が混入し、各関節の屈曲伸展運動が起こります（30〜40秒）。すなわち間代けいれんに移行します。終わりに、呼気より始まる深い呼吸をします（終末大呼吸）。次いで発作後自動症が起こり（もうろう状態）、昏睡を伴った完全な弛緩を経て、意識と身体運動が徐々に回復します。いわゆる大発作（grand mal）と呼ばれる発作です。

発作の前駆期（Vorboten）は、数時間または数日前から現れることがあり、頭痛、めまい、吐き気、不眠、不機嫌などがあります。発作後に頭

痛や倦怠感（全身けいれんのため）の訴えがあったり、口腔内微出血（舌の咬傷のため）や尿失禁がみられたりしますが、てんかん発作の証拠ですので、記録をしておいてください。

F. 脱力発作

姿勢維持に関わる筋群の緊張（トーヌス）が、一瞬の間（多くは1秒以内）失われます。そのため頭部が前屈したり、崩れるように倒れたりします。転倒の直後に、すくっと立ち上がることができます。レンノックス（WG. MA. Lennox [1960]）の失立発作はこれに該当します。なお精神神経医学用語集ではナルコレプシーの症状の1つであるカタプレキシー（cataplexy）の訳が、脱力発作となっているので注意する必要があります。

てんかん発作重積（status epilepticus）

てんかんの発作が遷延または頻回に反復して、発作前の状態に回復できない状態をいいます。各種の発作型で起こりえますが、全般性強直間代発作（大発作）重積が多く、生命の危険があります。抗てんかん薬の急速な中断や減量が誘因となります。アルコール依存症の離脱けいれんも重積の型をとることがあるので、要注意です。

精神身体症状

A. 持続精神変調

1）てんかん患者の性格特徴

従来の研究をみると、まず爆発性、刺激性亢進などが注目されましたが、その後粘着性が重要視され、粘着性と爆発性という2つの極を持つ両極性のものとしてとらえる見方もあります。もう少し仔細にみてみると、几帳面（pünktlich）（P）、粘着性（viskös）（V）、迂遠（umständlich）

（U）が特徴としてあげられます。後藤彰夫氏によれば、次のように経過するといいます。

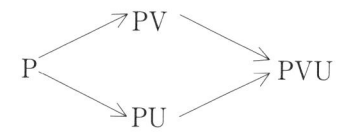

```
      ↗ PV ↘
   P           PVU
      ↘ PU ↗
```

てんかん性性格変化（てんかん性本態変化）が高度になると、てんかん性荒廃状態と呼ばれる状態となり、転動性が極度に減弱し、思考・行動とも緩慢化します。性格変化は側頭葉発作を持つものに高度であるといいます。慢性てんかん性精神障害とてんかん発作との境界に位するものとして、てんかん性不機嫌状態があります。

2）てんかん性痴呆
これはてんかん性荒廃状態であるとするものと、あきらかに知的障害があると主張するものとがあります。しかし、大発作頻度の多寡とは関係しません。

B．てんかん性精神障害
抑うつ不機嫌状態、爆発反応、心気症、被害念慮、敏感関係妄、統合失調症様状態などを呈するものがあります。

C．身体症状
クレッチマーは闘士型体格に親和性があるといいます。症候性てんかんでは外因である脳損傷に伴う神経症状がみられることがあります。発作の結果として、尿失禁や身体の外傷や火傷がみられ、舌の咬傷がみられることがあります。解離性障害（ヒステリー）との鑑別に有用です。抗てんかん薬であるフェニトイン（アレビアチン）の常用により、歯肉の増殖や多

毛がみられます。小脳失調症状がみられることがありますが、抗てんかん薬の副作用か定かではありません。

経過と予後

　発作の頻度は真性てんかんでは、初期2～3月に1回、その後は月に1～3回程度です。発作の起こりやすい時期は、入眠時、覚醒期前後です。夜間のみに発作を起こすのを夜間てんかんといいます。女子では月経前後期に起きやすいです。

　予後は少し古い統計ですが、東大精神科で10年以上経過をみた269例で、治癒22.3%、死亡35.0%（重積4.8%、発作が原因12.5%、その他17.7%）でした。

治　療

　生活指導として、心身の過労を避け、過激な運動は禁止します（過呼吸になると発作が起こりやすい）。水分、塩類の過剰摂取をひかえさせます。アルコール（とくにビール）は禁止します。水中毒は発作を誘発しやすくします。便通を整えさせ、十分な睡眠をとらせます。

　頑固さは医療に困難さを生じさせます。精神症状や性格変化の激しいものは、入院治療の適応ということになります。薬物療法として用いられる薬剤は、フェノバルビタール、フェニトイン、その合剤のヒダントール、バルプロ酸、カルバマゼピンなどです。長期に服用するので、用量および副作用について細心の注意を払う必要があります。急速な減量および中止は発作重積の危険がありますので、してはいけません。重積の治療にはフェニトインまたはジアゼパムの静注が用いられます。職業選択に留意し、発作を起こすと危険な場所に行くことは、公私ともに避けるべきです。

精神障害者との対人関係

　「精神科はむずかしい」ということをよく聞きます。なぜでしょうか。これまでみてきたように、症状の理解が困難であるのがそのひとつの理由に違いありません。それに加えて精神医学と身体医学では、観察と実践の過程が全く異なるということがあります。アイダ・ジーン・オーランド（Ida Jean Orland）は「看護の探求－ダイナミックな人間関係を元にした方法（The dynamic nurse-patient relationship）」のなかで、看護の基本として、観察・報告・記録・実戦の4つをあげています。報告と記録は他の人の資料に基づく意味で間接的ですが、大事なのは自分自身による直接的観察と直接的実践であるといっています。看護の看の字は目の上に手をかざしてよく観察するということです。実践は応答や話しかけ、応対やケアをすることなどの対応です。メディカルスタッフも、精神障害者と面接に当たるときには同じことがいえます。

　対精神障害者関係の表をご覧ください（図1）。身体医学では、例えば熱のあることに気づいたら、しかるべき検査をし、解熱剤を与えるか、抗生剤を投与するかなどを決めるという、経時的な手順をふめばよいのですが、精神医学ではこうはいきません。例えば、突然「死にたい」と言ってくる患者に出会ったとしましょう。このとき精神障害者の精神状態像を観察し、症状として理解すると同時に、しかるべき対応を即座にしなければならないのです。こうした状況は様々な場合がありますが、そのいずれか1つの具体的な状況の中にいるのですから大変です。

　このように精神科では観察と実践の同時性ということがあり、そして、観察を優先させれば実践が遅れてしまうし、実践を急げば的はずれなことになりやすい、という相反性があるのです。精神科がむずかしいのは、観

対精神障害者関係

P：精神障害者　M：メディカルスタッフ

観察　　　相貌　行動　体験　　　「客観性が必要」
実践　　　応答　対応　ケア　　　「中立性が必要」

観察と実践	身体医学	精神医学
状況	一方向性 M⟶P	相互性 M⟷P
過程	観察してから実践 経時性	観察しながら実践 実践しながら観察 同時性
相反性	ない　相互に独立	ある　相互に妨げ合う
必要な原理	生物学的原理	心理学的原理 精神病理学的原理

図1

察と実践の同時性と相反性ということだったのです。

　次に図2をご覧ください。メディカルスタッフが精神障害者と対面したときの状況を、眼球に模して描いた説明図です。図でみると、適当な距離を置いて、精神障害者の全体像を捉えることができる広い視野を持つためには、おのれの心を内観できる能力が必要であることがわかります。自分の性格や対人関係で現れやすい性癖などをよく知っておいて、正常に対応できるよう、平素より心がけていることが大切です。精神障害者はこれらの能力を損じているために、視野も狭く方向も偏っていて、相手の全体像を捉えて反応することが不得手なのです。

心の目と精神的距離

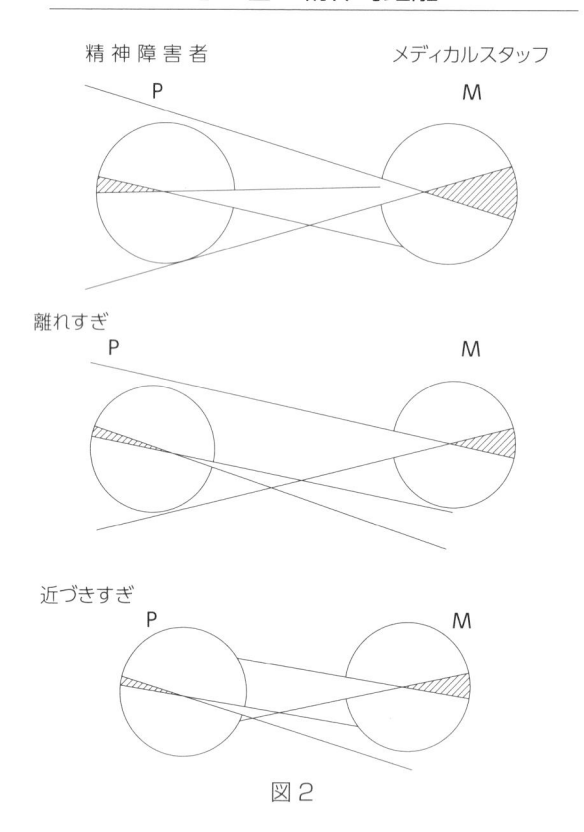

精神障害者　　　　　メディカルスタッフ
P　　　　　　　　　　M

離れすぎ
P　　　　　　　　　　M

近づきすぎ
P　　　　　　　　　　M

図2

　次に精神的距離について考えましょう。これは心のふれあいに関する距離とでもいえましょう。離れすぎますと観察には便利ですが、対応がいき届かなくなります。近づきすぎになりますと、不十分な観察のままの対応となりますので、危険が伴いがちとなります。

　精神的距離は個性によって異なりやすいといえますが、一般に認められる多少の事実もあります。脳疾患の患者さんや精神遅滞の方々は概して相手に接近しやすい傾向が認められ、なれなれしすぎるという感じを与えやすいのです。これを距離を置かない態度（distanzlos）と呼びます。てん

かん患者やてんかん性性格の人は粘着的で、離れて距離を取るまでの時間が長くかかります。統合失調症の患者や統合失調気質の人は、対人可親性が低いので、遠い距離を取りがちです。図2の離れすぎのPのように相手を全く視野の中に入れず、対人不関（われ関せず）の態度がみられることもあります。

一方メディカルスタッフの側の性格特徴も関係します。性格の項で述べましたが、神経質者・自己不確実者（とくに敏感者）・統合失調気質の人は遠い距離になりがちです。逆に昂揚者（慢性軽躁状態の人）・同調性（自然や対人相手と同調しやすい）で特徴づけられる躁うつ気質者（類躁うつ病質者）・顕示者（自己顕示をしやすい人）の傾向の人などは短い距離になりやすいと心得ておくとよいでしょう。

最後に精神医学が身体医学と違う点を知るのに大切なことがあります。それは了解心理学を知ることです。図3をご覧ください。ディルタイ（W. Dilthey［1894］）によると、「自然をわれわれは説明し、心の生活をわれわれは了解する」ということです。図3は身体医学の過程と精神医学の過程の違いを表したものです。最上列は身体医学です。身体症状は数学・物理学・化学・生物学など自然現象を支配している因果的関連で説明されます。「胸部を打って肋骨を骨折した」「硫酸で火傷をした」「がん細胞が肺に転移した」等々です。最下列は精神過程を表しています。他者の相貌（顔かたち、人相）・行動・体験など心の生活が、その意味関連からわかるのを了解といいます。

了解は静的了解と発生的了解の2つに大別されます。前者は嬉しい、悲しい、悔しいなど他者が体験した個々の心の状態をそのまま把握することです。後者は、「愛児を失ったので落胆している」「入試に合格したので喜んでいる」「よくだまされるので疑い深くなっている」など、精神的な状態を感情移入や追体験などの精神過程から了解することです。発生的了解のときはそれが確かであるという明証体験が伴っています。了解は意識

説明と了解

図3

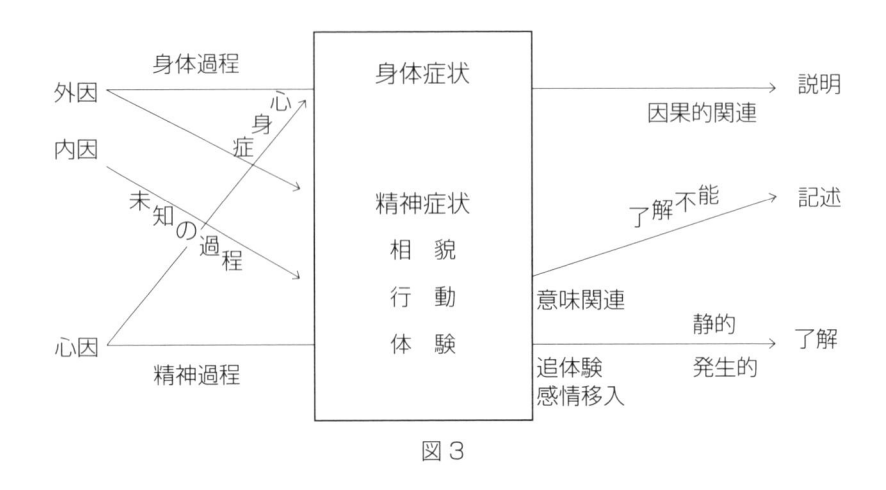

```
外因 ──→ 身体過程 ──→ 身体症状 ──→ 説明
              心身症           因果的関連
内因 ──→ 未知の過程 ──→ 精神症状 ──→ 記述
                    相　貌   了解不能
                    行　動
心因 ──→ 精神過程    体　験   意味関連 ──→ 了解
                              追体験   静的
                              感情移入 発生的
```

される範囲のものですが限界もあり、限界につき当たったところでは明証体験は薄らぐこととなり、それ以降は因果的関連で説明されることになります。フロイト（S. Freud）が心に無意識の領域のあることを見出したのはよいのですが、その学説には説明が多すぎます。意識外のことまで了解したように言っていますが、ヤスパースはそれは「かのごとき了解」であって、真の了解ではないと批判しています。

　統合失調症患者の幻覚や妄想、または緊張病症状群にみられる相貌や行動などは了解できません。了解不能として現象を記述しておくに留めておかなければいけません。アルツハイマー病や脳器質疾患に見る「せん妄」（意識障害の特殊型）などの了解不能な精神症状は、身体的病的過程によるものですが、統合失調症では了解不能の症状があっても、その身体的病的過程は今日いまだ明らかになってはいません。精神障害者の了解不能な症状を、自分なりの勝手な理解をしたり、浅薄な精神分析をし、「かのごとき了解」をして、精神障害者を指導してはなりません。

精神障害者と関わるなかで、対人処置（interpersonal procedure）の問題が重要だと考えるようになったのは、次のような体験が元でした。私が神経研究所の付属病院に勤務していたとき、大学工学部出身の優秀な青年技師が精神分裂病（統合失徴症）を発病し、私が主治医でした。私が大学病院に呼び戻されたため、後任の精神科医に引き継いだ直後のことでした。その主治医の善意からか、患者さんの強い希望があったためかわかりませんが、この患者さんは珍しく名誉教授の診断を受けることができました。この先生は不治の病と思われやすい分裂病（統合失調症）の診断が漏れぬようにと、細心の注意をしながら、「あなたの症状は病気のためではなく、あなたの性質によるものだから、心配ないですよ」と言われたそうです。患者さんは「病気なら治るけど、性格は一生変わらない。大先生に治らないと言われてしまった」と大変なショック状態でした。その日の夕刻、主治医がたまたま不在でしたので、古手の主任看護師をたよりに看護室に訴えにいきました。主任看護師は、夕食前のいわゆる業務多忙を理由に十分な対応をせずに患者さんの前を離れ、翌朝病棟の階段で首を吊って死亡しているこの患者さんを発見しました。患者の自殺は主治医の交代とか状況の急変を背景に起こることも注意しなければなりませんが、この主任看護師の受容があれば、翌朝のことはなかった思うと残念です。

　この事件がもとでヘイズとラルソン（J. S. Hays & K. H. Larson）の"interacting with patients"（患者との交互作用）を心ある看護師数名と翻訳することになったのです。本書は「看護実践と言葉」として長年出版され、看護教育に用いられていましたが、残念ながら今は絶版になっています。本書の指導者はニュージャージー州立大学看護学教授のペプロー（H. E. Peplau）で、精神分析が背景になっていることを附言しておきますが、お役に立つと思います。基礎編と学習編とから成っていますが、基礎編にある治療的技法と非治療的技法の要約を巻末に付けておきますので、参考になれば幸いです。

治療的技法　Therapeutic

1. 沈黙　Using silence　（言葉を用いないコミュニケーション）
2. 受容　Accepting　（受け入れの表示）
　　　　　　　　　　「ええ」「お話はよくわかりますよ」うなづくこと
3. 認知　Giving recognition　（相手を認め、何かに気づいたということを知らせること）
　　　　　　　　　　「Sさん、おはよう」「革の財布を作りましたね」「あら、髪をきれいになさったのね」
4. 自己提供　Offering self　（看護師の存在を患者に利用させること）
　　　　　　　　　　「しばらくそばに座っていましょうね」「あなたとここにいましょう」「あなたが満足しているか、気にしているんですよ」
5. 話題導入　Giving broad openings　（話題導入の主導性を患者にとらせること）
　　　　　　　　　　「何かお話したいことはありませんか？」「何を考えていらっしゃるの？」「どこから始めましょうか？」
6. 一般的リード　Offering general leads　（話を続けられるように励ますこと）「続けて」「それから？」「そのお話をして」
7. 順序立て　Placing the event in time or in sequence　（できごとの関係を明瞭にすること）
　　　　　　　　　　「何が・・・・へと導いたのでしょうか？」「それは・・・・の前でしたか、あとでしたか？」「それはいつ起きましたか？」
8. 観察　Making obserbations　（気づいたことを言葉にすること）
　　　　　　　　　　「緊張しているようですね」「・・・のとき、嫌な気分のようでね」「唇をかんでいますね」「あなたが・・・だと私もつらいわ」
9. 表現の促し　Encouraging description of perceptions　（患者に気づいたことを話させること）
　　　　　　　　　　「不安なときは言ってくださいね」「どうなさいました？」「その声はなんと言っているようですか？」
10. 比較の促し　Encouraging comparison　（類似点と相違点に気づかせること）

「それは・・・のようなものでしたか？」「似たような経験をしたことがありますか？」

11. 反復　Repeating　（言い表わされたことの主な点をくり返すこと）
    患者：眠れないんです。一晩中、目を覚ましていたんです。
    看護師：眠れないんですね。
    患者：私の彼は戦争で死にました。それで私は未婚なんです。
    看護師：彼と結婚されるはずだったのに、戦争で彼を亡くしてしまったんですね。

12. 反射　Reflecting　（患者に質問や感情や内容をそのまま返すこと）
    患者：先生にお話しすべきでしょうか？
    看護師：あなたはそうすべきだと思いますか？
    患者：弟は私のお金を全部使って、そのうえもっとほしいなんて、あつかましいことを言うんです。
    看護師：あなたはそれで怒っていらっしゃるんですか？

13. 焦点化　Focusing　（一点に集中させること）
    「その点をもっと詳しくみたほうがいいようね」

14. 探索　Exploring　（問題や考えを深く探ること）
    「もっと詳しくそのことを話していただけませんか？」「どんな種類の仕事ですか？」

15. 情報提供　Giving information　（患者が必要とする事実を利用させること）
    「私の名前は・・・・です」「面会時間は・・・・です」「私がここにいる目的は・・・・です」「あなたを・・・・にお連れしましょう」

16. 明確化　Seeking clarification　（意味がはっきりしないようなこととか、曖昧なことを明確にしようとすること）
    「お話がよくわからないんですけれど」「どういうことをおっしゃりたかったのですか？」

17. 現実提示　Presenting reality　（何が実際に起こっているのかを考えるようにしむけること）
    「部屋には誰もいませんよ」「お母さんはここにはいませんよ。私は看護師です」

18. 疑念の表出　Voicing doubt　（患者の現実の受け取り方の不確実な点を口

に出して指導すること）

「そんなおかしなことってあるかしら？」「ほんとう？」「信じられないわ」

19. 合意による確認　Seeking consensual validtion　（言葉の意味の一致を求めて、相互理解を探し求めること）

「あなたと同じように理解したのかしら、どう？」「・・・という考えを人に伝えるとき、あなたもこういう言葉を使いますか？」

20. 言語化　Verbalizing the implied　（患者がにおわせたりほのめかしたりしたことを口に出して言うこと）

患者：あなたにも、ほかの誰にも言えません。時間のむだです。

看護師：誰もわかってくれないと思うのね。

患者：家内は私にあれこれとしいるのです。ちょうど母や姉がそうだったように。

看護師：女性は支配的だという印象をもっているのね？

21. 評価の促し　Encouraging evaluation　（患者に自分の経験を評価するように求めること）

「・・・についてどうお感じですか？」「これで少しは楽になりますか？」

22. 感情理解の試み　Attempting to translate into feelings　（間接的にしか表現されていない患者の感情を、言葉に出して探ること）

患者：私は死んでいます。

看護師：生きているような気がしないとおっしゃるのですか？　（または）生きていることが無意味に思えるのですか？

23. 協同の提言　Suggesting collaboration　（ともに分かち合い、いっしょに努力してやってゆこうと、患者に申し出ること）

「何が不安のたねなのか、話し合って見つけられるかもしれませんね」

24. 要約化　Summarizing　（前に話したことを筋立ててまとめること）

「これで私はまちがってなかったの？」「・・・と言ったんですね」「以前あなたと私は・・・を話し合いましたね」

25. 行動計画の促し　Encouraging formaulation of a plan of action　（どのような行動をとれば、将来の状況にふさわしいかを、患者に考えさせること）
「どうしたらほかの人に迷惑をかけずに、あなたの怒りを表現できるかしら？」「次にこんなことがおきたら、どうしようと思いますか？」

非治療的技法　Nontherapeutic

1. 保証　Reassuring　（不安の原因は何もないと指摘すること）
「私なら・・・について心配しませんよ」「万事うまくいくでしょう」「うまくいっていますよ」
2. 是認　Giving approval　（患者の考えや行為を是として認めること）
「それはいいことですね」「あなたが・・・でうれしく思います」
3. 拒否　Rejecting　（患者の考えや行動を十分に考えてあげなかったり、軽蔑したりすること）
「そんな話はやめましょうよ」「・・・については聞きたくないわ」
4. 否認　Disapproving　（患者の行動や考えを非難すること）
「それは悪いことですね」「あなたはむしろ・・・・しないほうがいいでしょう」
5. 同意　Agreeing　（患者の言うことをそのまま支持すること）
「それでいいのです」「同感ですよ」
6. 不同意　Disagreeing　（患者の考えに反対すること）
「それはまちがっています」「・・・にはまったく同意できないわ」「そんなこと信じられませんよ」
7. 忠告　Advising　（患者に何をすべきかを話すこと）
「あなたは・・・すべきだと思います」「どうして・・しないの？」
8. 審問　Probing　（しつこく患者に質問すること）
「さあ・・・について話してください」「あなたの生活史を話してください」
9. 挑戦　Challenging　（患者に証拠を要求すること）

「しかしどうしてあなたが合衆国の大統領なのですか？」「あなたが死んでいるのなら、なぜ心臓が動いているのでしょう？」

10. 試し　Testing（患者の識見の程度を評価すること）

「今日は何日ですか？」「ここがどんな種類の病院だか知っていますか？」「まだ・・・という考えをもっているの？」

11. 防衛　Defending　（ある人や物事を攻撃から守ろうとすること）

「この病院は評判がいいのですよ」「ここにはあなたにうそを言うような人などいませんよ」「ですが、B先生は有能な精神科医ですよ」「彼が・・・するのはあなたのためを思ってのことだと思いますよ」

12. 説明の要求　Requesting an explanation　（患者に思考や感情、行動、できごとの理由づけを求めること）

「なぜそう思うのですか？」「どうしてそうしたのですか？」「どうしてそんなふうに感じたのですか？」

13. 外因の指摘　Indicating the existence of an exteral source　（思考、感情、行動の原因が他者または外部の影響にあるとすること）

「何があなたにそう言わせたのですか？」「誰があなたはイエスだなんて言ったんですか？」「誰があなたにそうさせたのですか？」

14. 感情の軽視　Belittling feelings expressed　（患者の不快の程度を誤って判断すること）

患者：何のために生きているのかわからない・・死んでしまいたい。

看護師：誰でもふさぎこんでしまうことはありますよ。（または）私だってときどきそう感じることがありますよ。

15. 紋切り型の言い方　Making stereotyped comments　（意味のない決まり文句や陳腐な表現をすること）

「私は元気ですが、あなたはいかが？」「それはあなたのためですよ」「勇気を出してください」「先生の言うことをちゃんと聞いて活動に参加しなさい。そうすればじきに帰れますよ」

16. 文字どおりの応答　Giving literal responses　（比喩的な発言があたかも事実の陳述であるように受けとめて反応してしまうこと）
　　　患者：私はイースターの卵です。
　　　看護師：どんな形の？　（あるいは）そんなものには見えないわ。
　　　患者：私の頭の中がテレビで見られているんです。
　　　看護師：テレビなんか見ないようになさいよ。（または）どのチャンネルで？
17. 否定　Using denial　（問題の受け入れを拒絶すること）
　　　患者：私はとるに足らないものです。
　　　看護師：もちろんあなたは何者かですよ。人それぞれに何者かですよ。
　　　患者：私は死んでいるのです。
　　　看護師：ばかなこと言わないでください。
18. 解釈　Interpreting　（患者の体験の意味を教えながら、無意識的なものを意識させようと試みること）
　　　「あなたがほんとうに言いたいことは・・・・」
　　　「無意識にあなたは・・・・と言っているのです」
19. 無関係な話題の導入　Introducing an unrelated topics　（話題を変えること）
　　　患者：死にたいのです。
　　　看護師：週末に面会の方がみえましたか？

索引

事項

PTSD　102
WAIS・Ⅲ　18

あ

欠神発作　119
アメンチア　31, 66
アルコール依存症　73
アルコール幻覚症　75
アルコール不耐症　73
アルツハイマー型認知症　21
アントン症状　82

い

意志　54
意識混濁　31, 64, 115
意識障害の有無　46
意識性　37
　思考的意識性　38
　実体的意識性　37, 38
意識性の錯誤　37
意志欠如者　95
異常体験反応　90
異常酩酊　74
異食　57
以心伝心　39
一次妄想　36
一過性全健忘　28
意味記憶　25
医療保護入院　10, 11
陰性症状　106

う

ウェルニッケ脳症　75
迂遠思考　32
運動失語　80
運動失行　81

え

易怒気分　48
エピソード記憶　25
エングラム　23

お

応急入院　10, 11
応急入院指定病院　11
汚言　56
穏和狂信者　93

か

外因反応型　46, 69
外界精神　52
諧謔症　83
外向性　86
解離性（転換性）障害　46, 99
解離反応　99
過価観念　32
覚醒剤中毒　76
覚醒剤取締法　76
寡言状態　31
仮性記憶　27
仮性心迫　57
家族否認症候群　45
カタプレキシー　121
カタレプシー　63
寡動状態　31
過敏情動性衰弱状態　69, 99
カプグラ症候群　28
感覚失語　80
ガンザー症候群　98
慣習性犯人　95
感覚的感情　47
感情刺激性　69
心的感情　47
生気的感情　47
精神的感情　47
感情的特性　41
感情鈍麻　53
感情の荒廃　53
感情の疎遠　43, 52
間代けいれん　116
間代発作　120

感動錯覚　44
観念奔逸　30

き

記憶錯誤　27
記憶の島　28
記憶の保持　24
　～率　24
偽記憶　27
偽幻覚　42, 45
偽好訴者　91
企図失行　81
既視　44
几帳面　121
基底年齢　17
基底抑うつ　94
企図（運動）失行　81, 82
記銘力障害　69
機能幻覚　46
揮発性溶剤中毒　76
気晴らし食い　57
気分　48
気分軽動者　94
記銘　23
　～の異常亢進　25
逆向健忘　29
恐慌　93
恐慌発作　50
狂信者　93
強迫観念　32
強迫行為　32, 55
強迫神経症　99
強迫様行動　32
強迫様体験　40
恐怖（症）　50, 99
虚言者　91
巨視　44
拒絶症　61
緊張興奮　62
緊張昏迷　63
緊張病症候群　33, 59, 62
緊張解除　100

く

空想性虚言症　91, 94

苦悶　50

け

警察官職務執行法　12
軽佻者　91
傾眠　65
けいれん　115
ゲルストマン症候群　82
限界性意識　40
幻覚　45
　～症　46, 69
　～妄想状態　74
衒奇症　60
言語性幻聴　46, 75
顕示者　93
現実感喪失　43
幻聴　35
見当識　74
健忘　28, 69
　～症候群　29, 69, 75

こ

高級詐欺（師）　91, 94
強直けいれん　116
構成失行　82, 82
考想化声　34
好争者　91
考想伝播　35
好訴者　93
好訴妄想　93
昂揚者（発揚者）　91
強直（-間代）発作　120
荒廃状態　53
高揚気分　49
昂揚者（発揚者）　91
誤記憶　27
誤唱　61
コルサコフ症候群　29, 75
昏睡　66
昏眠　66
昏迷　64, 66
昏蒙　65
困惑　31, 67

さ

137

作業せん妄　68
作為思考　34
作為体験　34
作話　27, 29, 69
させられ体験　34, 39, 53
錯覚　44
サディズム　58
左右障害　82
残遺てんかん　115
産褥精神病　68

し

自我障害　40, 64
自我分裂　39
自我防衛機制　99
児戯的気分　49
思考化声　40
思考察知　40
思考散乱　31
思考吹入　40
思考奪取　34, 39
思考跳躍　30, 31
思考途絶　34
言葉のサラダ　34
思考の散乱　66
思考抑制　31
思考力　15
自己所属性　34, 35, 39
自己身体所属感　53
自己能動性　34
自殺　112
自傷他害　12
自信欠乏者　92
自生思考　34, 39
失見当　69
実行意識　39
失行症　81
実行性意識　53
失語症　80
失算　82
失書　82
嫉妬妄想　75
失認症　82
失立発作　121
自動症　115

歯肉の増殖　122
支配観念　32, 93
自慢性の顕示者　94
嗜眠　66
周期性傾眠症　59
集合法　103
集中困難　69
従命自動　62
主観的確信性　35
手指失認　82
情意荒廃　53
上機嫌　48, 49
常習性詐欺　94
症候性てんかん　84, 115
情性欠如者　95
状態性　41
衝動行動　61
情動混迷　51
情動失禁　51
常同症　61
常同的洗浄行動　32
情動麻痺　51
小脳失調症状　123
職業性犯人　95
食欲異常　56
初老期型アルツハイマー病　78
自律神経嵐　71
人格喪失感　40
神経症　96
神経性過食症　57
神経性心気症　99
神経性無食欲症　56
進行麻痺　21
真性幻覚　42, 45
真性てんかん　84, 115
振戦せん妄　68, 74
振戦麻痺　78
身体症状化　99
身体精神　53
身体的離脱状態　74
心的外傷後ストレス障害　102
心迫　31, 54

す

睡眠過剰　59

睡眠時無呼吸症候群　58
睡眠障害　58
睡眠発作　59
巣症状　80

せ

性格異常　89
性格類型　86
生活年齢　18
制止　31, 56
精神運動興奮　74
精神遅滞　22
　　〜の特殊型　22
精神年齢　17, 18
精神病質　89
精神保健指定医　11
性対象の異常　57
青斑核　79
性目標の異常　58
性欲異常　57
生来性犯罪者　95
世界没落体験　36
窃視症　58
遷延性うつ病　112
前向健忘　29
全生活史健忘　28
洗浄強迫　32
前頭側頭型認知症　21
せん妄　28, 29, 46, 68, 74
　　夜間〜　28

そ

躁うつ病
　　〜の経過　112
　　〜の症状　111
　　〜の病相　111
　　〜の歴史と分類　111
早朝抑うつ　111
躁転　114
早発性痴呆　16
躁病性興奮　54
相貌失認　82
疎隔体験　43
措置入院　10, 12

た

体格と性格　86
大食　57
対話法　24
多傾向犯　95
情性　49, 51
　　〜欠如　51
脱ストレス　100
脱力発作　121
情動性筋緊張消失　59
田中ビネー知能検査V　17
多毛　122
単一性意識　39
単純酩酊　73
談話心迫　31

ち

知覚　42
　　〜の疎遠　43
知識　15
知能　15
　　〜減退率　21
　　〜指数 IQ　18
　　〜の操作的定義　16
　　〜の予備条件　15
着衣失行　81
直接的観察　124

つ

追想　23, 24
　　〜錯誤　27
　　〜の異常亢進　26
通過症候群　29

て

訂正不能性　35
手続き記憶　25
デルブリュック　91
てんかん性荒廃状態　122
てんかん性不機嫌状態　122
てんかんの概念　115
　　〜経過と予後　123
　　〜の原因　117
　　〜の前駆症状　119

～の全般発作　　119
　　～の単純部分発作　　118
　　～の治療　　123
　　二次的全般発作　　118
　　頻度・発病年齢　　116
　　複雑部分発作　　118
　　部分発作　　118
　　発作型　　118
　　転換ヒステリー　　98
てんかん発作重積　　121
伝導失語　　81

　　と

同意書　　10
同一性意識　　40
動因喪失症候群　　77
道化症候群　　98
統合失調症
　　～の経過　　106
　　～の症状　　106
　　～の発現頻度　　103
　　～の発病年齢　　106
同時失認　　82
闘争的狂信者　　93
同調性　　88
突発的異常放電　　118
鈍感　　88

　　な

内因　　13
内向性　　86
内的興奮　　68
内分泌異常　　69
ナルコレプシー　　59, 76

　　に

二次妄想　　37
二重身　　40
二重知覚　　45
日内変動　　111
入院に際してのお知らせ　　10, 11
入眠時幻覚　　45, 59
尿失禁　　121
任意症状　　69
人形の目現象　　66

認知症　　21
人物誤認　　44

　　ね

粘着（性）　　88, 121

　　の

脳血管性認知症　　21
脳変性性認知症　　21

　　は

パーキンソン病　　78
薄情者　　51
爆発者　　94
長谷川式簡易知能評価スケール　　21
発動性昂進　　54
発動性低下　　56
パニック　　50, 93
パノラマ視　　27
パレイドリア　　45
反響言語　　62
反響動作　　62
ハンチントン病　　80
反動性傷害　　83
晩発型アルツハイマー病　　78

　　ひ

悲哀気分　　114
被影響体験　　39
微視　　44
皮質反跳巣　　83
ヒステリー　　98
ピックウィック症候群　　58
ピック病　　78
必須症状　　69
憑依妄想　　39
病的酩酊　　74
疲労性　　69
敏感（者）　　88, 92
敏感関係妄想　　92, 101

　　ふ

不安　　50
　　～神経症　　97
不機嫌　　48

140

索引

複雑酩酊　74
不注意錯覚　44
フレゴリの錯覚　28
分別法　105
分別もうろう状態　68

へ
変形視　44
偏差値知能指数　18

ほ
保持の障害　28
保続　33
発端者　7
本質把握の能力　15

ま
マゾヒズム　58
麻薬中毒　71
慢性硬膜下血腫　83

み
ミオクロニー発作　119
未視　44

む
無意識的転換　99
無為（自閉）　53, 56
無感情　53
無言症　62
無力者　96

め
明識困難状態　65
明証体験　127
命題記憶　25
滅裂　34
　〜運動　62
　〜行動　62
　〜思考　31, 33

も
妄想（追想）　27, 28, 35
　〜加工　37
　〜観念なき妄想　36

　〜気分　36
　〜系統　37
　〜建築　37
　〜性人物誤認　28
　〜知覚　36
もうろう状態　28, 68

や
夜間せん妄　68
夜間てんかん　123

ゆ
優格観念　32
有形幻覚　46
有情感喪失　43
有声思考　39
誘発うつ病　100

よ
陽気　88
陽性症状　106
要素幻覚　46, 75
予期不安　97
抑圧　26
抑うつ気分　49
抑うつ者　91, 92
抑うつ性不機嫌　94
抑うつ反応　100
抑制　56
欲動低下　53
欲動抑制　31, 114
予知予言体験　39

り
利口ぶり阿呆　22
離脱症状　71
離人症　43, 52, 100
　〜神経症　100

る
累犯者　96

れ
冷情者　51
レビー小体型認知症　21, 78

141

連合弛緩　33
連想機能　33

ろ

蝋屈症　63
露出症　58

わ

わざとらしさ　60

ヘッブ　15
ホッヘ　51
ボンヘッファー　69
ミンコフスカ　88
ミンコフスキー　88
ヤスパース　16, 38, 39, 42, 45, 128
ユング　86
リヒトハイム　80, 81
ルクセンブルガー　103, 105
レオンハルト　111
レルミット　45

人名

アレテウス　111
ヴァーノン　15
ウェクスラー　16, 18, 24
ウェルニッケ　75, 80, 81
オッペンハイム　83
カールバウム　103
キャノン　48
クレッチマー　86, 87, 92, 104
クレペリン　16, 33, 88, 103, 104
後藤彰夫　122
コルサコフ　75
コンラート　94
サリー　27
シェーラー　47
下田光造　89
シュテルツ　69
シュナイダー　37, 89, 93, 96, 104
シュルテン　15
ゼーモン　23
ダルヴィング　25
ディアボン　15
デルブリュック　91
テレンバッハ　89
パーペッツ　48
ビネー　17
ヒポクラテス　111
ファルレ　111
フロイト　99, 104, 128
ブロイラー　33, 103, 104, 106, 109
ベアード　99
ヘッカー　103

142

著者履歴

大内田　昭二（おおうちだ　しょうじ）

1927年3月東京府東京市日本橋区横山町に出生
東京府東京市日本橋区久松尋常小学校卒業
東京都立第三中学校卒業（現：両国高等学校）
旧制静岡高等学校理科卒業
東京大学農学部獣医学科卒業獣医師免許
東京大学医学部医学科卒業医師免許
東京大学医学部精神医学教室（内村祐之教授）研究員
東京都立松沢病院研究員
財団法人神経研究所付属晴和病院勤務
東京大学医学部精神医学教室助手
日本赤十字社中央病院神経科勤務
日本赤十字社看護短期大学教授
日本赤十字社医療センター改名　精神科創設精神科部長
日本赤十字看護大学創設委員
日本赤十字看護大学兼任講師
東京大学医学部医学科非常勤講師（10年）
浦和神経サナトリウム理事

メディカルスタッフのための
精神医学概論

大内田昭二　著

2013 年 10 月 31 日第 1 版第 1 刷発行

発行者　山田禎一
発行所　社会福祉法人新樹会創造出版
〒151-0053　東京都渋谷区代々木 1-37-4 長谷川ビル 2 F
電話 03-3299-7335/FAX03-3299-7330
印刷　モリモト印刷

乱丁・落丁本はお取り替えいたします。